Anesthesiology Resident Manual of Procedures
A Step–by–Step Guide

麻醉科住院医师操作手册
分步导引

原　著　Claire Sampankanpanich Soria
　　　　Daniel E. Lee
　　　　Gerard R. Manecke

主　译　高志峰　张　欢

副主译　段　怡　王晓宇

U0197012

北京大学医学出版社

MAZUIKE ZHUYUAN YISHI CAOZUO SHOUCE：FENBU DAOYIN

图书在版编目（CIP）数据

麻醉科住院医师操作手册：分步导引 /（美）克莱尔·索里亚 (Claire Sampankanpanich Soria) 原著；高志峰，张欢主译. -- 北京：北京大学医学出版社，2024.9. -- ISBN 978-7-5659-3208-3

Ⅰ. R614-62

中国国家版本馆 CIP 数据核字第 20249C4N14 号

北京市版权局著作权合同登记号：图字：01-2024-4297

First published in English under the title
Anesthesiology Resident Manual of Procedures: A Step-by-Step Guide
by Claire Sampankanpanich Soria, Daniel E. Lee and Gerard Manecke
Copyright © Claire Sampankanpanich Soria, Daniel E. Lee and Gerard Manecke, 2021
This edition has been translated and published under licence from
Springer Nature Switzerland AG.

Simplified Chinese translation Copyright © 2024 by Peking University Medical Press.
All Rights Reserved.

麻醉科住院医师操作手册：分步导引

主　　译：高志峰　张　欢
出版发行：北京大学医学出版社
地　　址：（100191）北京市海淀区学院路 38 号　北京大学医学部院内
电　　话：发行部 010-82802230；图书邮购 010-82802495
网　　址：http://www.pumpress.com.cn
E-mail：booksale@bjmu.edu.cn
印　　刷：北京信彩瑞禾印刷厂
经　　销：新华书店
责任编辑：王智敏　　责任校对：靳新强　　责任印制：李　啸
开　　本：880 mm×1230 mm　1/32　印张：7.875　字数：216 千字
版　　次：2024 年 9 月第 1 版　2024 年 9 月第 1 次印刷
书　　号：ISBN 978-7-5659-3208-3
定　　价：80.00 元
版权所有，违者必究
（凡属质量问题请与本社发行部联系退换）

译者名单

主　译

　　高志峰（北京清华长庚医院）

　　张　欢（北京清华长庚医院）

副主译

　　段　怡（北京清华长庚医院）

　　王晓宇（北京清华长庚医院）

译　　者（按姓氏笔画排序）

　　王　苗（北京清华长庚医院）

　　张海静（北京清华长庚医院）

　　孟园园（北京清华长庚医院）

　　胡　健（北京清华长庚医院）

　　郭梦倬（北京清华长庚医院）

　　温　馨（北京清华长庚医院）

　　廖　玥（北京清华长庚医院）

译者前言

　　相较于其他科室，麻醉科住院医师需要掌握的技能操作往往更多，且很多时候需要在紧急的状况下去完成，这是非常具有挑战性的。我们常用的教材，通常提供的是系统的理论知识，较少能详细地指导读者去完成某项技能操作。Claire Sampankanpanich Soria 教授等主编的《麻醉科住院医师操作手册：分步导引》用简明的语言、框架式的结构将麻醉科常见的技能操作细致详尽且有条理地展示出来，不仅涵盖了适应证、禁忌证、准备清单、操作步骤，还详细列出了常见问题及解决方法，是一本详实且易于理解的操作手册。当读完这本书时我们认为这就是住院医师应该人手必备的手册。参与本书翻译工作的人员都是经历了住院医师规范化培训的主治医师和高年资住院医师，他们说，如果自己规培期间有这本书指导可以少走很多弯路。不仅麻醉科住院医师，重症监护及急诊专业的培训医师也会从这本手册中获益良多。

高志峰　　张　　欢

原著致谢

本书的内容均基于我作为麻醉科住院医师在加州大学圣地亚哥分校接受培训期间所受到的出色教育。我必须向多年来教授过我的加州大学圣地亚哥分校的教师们致以真挚的谢意，包括但不限于：Dr. Daniel E. Lee，Dr. Gerard R. Manecke，Dr. Ruth Waterman，Dr. Jonathan Benumof，Dr. Alyssa Brzenski，Dr. Piyush Patel，Dr. Rodney Gabriel，Dr. Arthur Lam，Dr. John Drummond，Dr. Lawrence Weinstein，Dr. Leon Chang，Dr. Karim Rafaat，Dr. Mark Greenberg，Dr. Rick Bellars.

（张海静　译　段怡　王晓宇　校）

关于本书

    本书旨在为从事手术室、急诊和重症监护治疗病房（重症监护室）（intensive care unit，ICU）危重症患者管理工作的各级医学生提供帮助。上述工作环境要求我们在短时间、强压力的情况下仍能提供高质量的医疗服务。本书的目的是使读者能够迅速准备好并妥善执行重要的医疗操作。

（张海静　译　段怡　王晓宇　校）

关于作者

    Claire Sampankanpanich Soria 是一名获得委员会资格认证的儿科麻醉医师。她毕业于加州大学洛杉矶分校，在约翰霍普金斯大学医学院完成了本科培训，于加州大学圣地亚哥分校完成了麻醉学住院医师培训，而后在洛杉矶儿童医院接受儿科麻醉学专科培训，现于加州大学圣地亚哥分校任教。

（张海静　译　段怡　王晓宇　校）

目　录

1. 气道解剖和气管支气管树

廖玥 译 王晓宇 校

术前气道评估

理想情况下，患者取 90° 坐位，以优化口腔视野[1]。

1. 上门齿过长
2. 上门齿突出（"龅牙"）
3. 下颌活动度（下牙列能移至上牙列之前）
4. 门齿距离

　（a）> 3 cm，可将喉镜片置入口腔

　（b）正常张口度 = 5 ～ 6 cm

　（c）Mac 和 Miller 喉镜片边缘 = 2 cm

5. 气道分级（舌根到上腭的距离）

　（a）Mallampati Ⅰ级：可以看到软腭、扁桃体、悬雍垂尖端及两侧咽峡弓

　（b）Mallampati Ⅱ级：看不到扁桃体，仍可以看到悬雍垂和两侧咽峡弓

　（c）Mallampati Ⅲ级：看不到悬雍垂尖端和咽峡弓，只能看到悬雍垂基底部

　（d）Mallampati Ⅳ级：看不到悬雍垂基底部

6. 排除狭窄的高腭弓（口咽部空间偏移）
7. 下颌间隙长度 = 甲颏距（thyromental distance，TMD）

1

（a）理想情况下＞ 3 指宽或 6 cm

8. 下颌间隙顺应性

9. 颈长

10. 颈围

11. 头颈部活动度

气管支气管树解剖

识别气管隆嵴（隆突）

- 通过寻找右肺上叶支气管开口来定位的方法是不恰当的，因其存在误判的可能。

- 寻找左主支气管

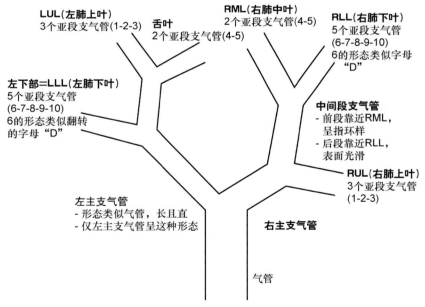

图 1.1　气管–支气管树解剖图，含亚段

- 除了气管，只有左主支气管看起来又长又直。
- 左主支气管至少有 8 ～ 10 个软骨环，长约 5 cm。
- 相比之下，中间的支气管会较短。

了解段支气管的重要性

- 估计肺叶切除术后损失的通气量。
- 例：左肺下叶切除后，失去 5 个亚段支气管，即 5/10 ＝ 50% 的左肺，5/20 ＝ 25% 的全肺。

应掌握的距离参数

门齿到声带的距离 ＝ 15 cm[1]

鼻尖到声带的距离 ＝ 18 cm（因鼻咽部存在曲度，增加 3 cm）

门齿到会厌顶端的距离 ＝ 12 cm

鼻尖到会厌顶端的距离 ＝ 15 cm

会厌顶端到声带的距离 ＝ 3 cm

气管长度 ≈ 12 ～ 15 cm［以身高 5 英尺 7 英寸（译者注：170 cm）为基准，每 ±1 英寸（译者注：2.54 cm）长度 ±1 cm］

黄色口咽通气道 ≈ 9 cm（末端位于会厌上约 3 cm）

粉色口咽通气道 ≈ 10 cm

估测气管插管的深度（图 1.2）（表 1.1）

1. 金标准：麻醉医生直视下将气管导管套囊通过声带 1 ～ 2 cm。
2. 听诊呼吸音
   （a）理想情况：听诊腋下双侧呼吸音。
   （b）可能被右侧传导至左侧的呼吸音误导。
   （c）胃区不能闻及声音。
3. 参数预估（以身高 170 cm 成年人使用 7.0 号气管导管为例）

图 1.2　咽部结构示意图，
包括鼻咽、口咽和喉咽

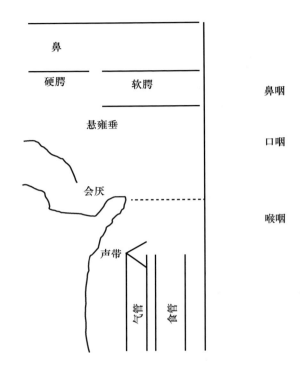
咽部结构

鼻

硬腭　　软腭

鼻咽

悬雍垂

口咽

会厌

喉咽

声带

气管　食管

表 1.1　咽部的体表标志和气管导管的距离

门齿到会厌顶端的距离	12 cm
会厌顶端到声带的距离	3 cm
气管导管套囊近端至远端的距离	3 cm
套囊末端至气管导管尖端的距离	2 cm
＋套囊通过声带 1 ～ 2 cm	1 ～ 2 cm
气管导管在门齿的刻度	21 ～ 22 cm

参考文献

1. Stone DJ, Gal TJ. Chapter 42: airway management. In: Miller RD, editor. Anesthesia. Philadelphia: Churchill Livingstone; 1994: 1404–1419.

2. 优化气管插管体位

廖玥　译　王晓宇　校

体位调整的目标（表 2.1 和表 2.2）

1. 耳屏与胸骨齐平
2. 胸廓平坦
3. 有空间可以完成提下颌的操作

每次调整后都应再次检查是否摆放至最佳体位：立于患者一侧，蹲至患者眼睛水平。嘱患者下颌前伸并确定有伸展空间。

如何调整体位？

表 2.1   优化插管体位常用技术的优缺点比较

工具	方法	优点	缺点
盖毯 （译者注：治疗巾）	摊煎饼法：将一个甜甜圈型的头圈和一条小铺巾放于患者头下（标准）。分别在头下和胸部放置数个盖毯。再次评估，根据需要取下多余的毯子 卷热狗法：患者头下放置一个甜甜圈型的头圈和一条小铺巾（标准）。将数个盖毯卷成厚卷，水平放置在肩胛骨下	盖毯在手术室内易获得，成本低，使用方便	插管后通常需要撤除这些盖毯，以便外科医生的术野保持水平 很难在手术室外找到足够多的盖毯
枕头	将一个甜甜圈型的头圈和一条小铺巾放于患者头下（标准）。在肩胛骨下方和颈部下半部分水平放置 1～2 个枕头	在手术室外易获得	柔软，易塌陷，不如盖毯致密 插管后必须抬起患者以撤除枕头
预制斜坡	将患者放在预制斜坡上，斜坡通常是海绵橡胶材质	预制器材	不易获得 尺寸不通用 必须在插管后抬起患者将其移开；体积大，难以撤除
手术台	使用床遥控器抬高床头。然后利用闩锁结构将床头向下倾斜以伸展头部	不需要额外的设备。不需要抬起患者来取出盖毯 / 枕头	并非每张床都有闩锁结构（例如泌尿外科、神经外科手术床会将床头移除）

常见困难及处理

表 2.2　优化插管体位的常见挑战，包括在转运床、重症监护室（ICU）病床等进行的手术室外插管

场景	挑战	方法
手术室外插管	为患者标定应急代码 环境匆忙、紧张，操作者难以集中注意力 场所不熟悉 设备不同 医院病床：笨重，覆盖着被褥 / 食物托盘 / 线缆，患者陷在塌陷的床上 ICU 病床破损，缺乏调节体位功能	深呼吸 在执行病史与体格检查和准备设备的同时评估和优化插管体位 在开始时花费时间优化体位 = 减少多次尝试插管的时间 急于在非理想的体位插管 = 反复插管失败、浪费时间、缺氧、水肿和气道出血 向呼吸治疗护士和呼吸治疗师寻求帮助 将患者向操作者拉近 取下床头板 将车把手折叠于床头 使用枕头、卷起来的床单 / 毯子作为肩垫 → 条件有限时可能没有任何物品可以放于枕下。如果需要，可以要求呼吸治疗护士 / 呼吸治疗师将患者的头部固定在合适的嗅物位 抬高床头；如果床有损坏，可使用床垫下的手动闩锁或反方向调床 头低脚高位（Trendelenberg 卧位）（警惕反 T-berg 体位：可能会加剧低血压、低血容量患者的低血压）
手术室内在转运床或 ICU 病床上插管	为了患者的舒适考虑（骨科手术患者，计划俯卧位进行手术，骨科操作台 / 外框架） 由于疼痛而不愿让患者在清醒状态下改变体位	同手术室外插管（见上文）

场景	挑战	方法
病态肥胖患者	患者可能因为疼痛拒绝躺在斜坡体位垫上 手术室工作人员抗拒移动超重患者，有搬运受伤史 缺乏帮助人员或可用于移动的设备	尽早给予 25～50 μg 芬太尼以减轻疼痛 心理支持：向患者说明不适是暂时的，在预充氧后很快就会入睡 向患者和医务人员宣教，这样做的目的是降低插管的风险 呼叫更多人员协助搬运患者 使用豆袋（bean bag）或其他辅助设备 向外科医生说明气管插管后斜坡体位垫即会移除
过度伸展	肩下垫的层数过多 颈部过度伸展，气管过于靠前	站于患者一侧，下蹲，重新检查理想体位的 3 个标准
过度屈曲	头下垫的层数过多 小儿：枕骨大，枕下再垫另一个甜甜圈型头圈 发量多，长发，编发，假发，发髻	诱导前嘱患者前伸下颌，确认有足够的伸展空间 小儿：患儿入睡后，随即将头圈移到颈下并用右手伸展头部 头发：礼貌地要求患者将头发整理到一侧或取下假发
颈椎预防措施	即使配戴颈托，也不允许伸展患者颈部	根据气道检查，可考虑使用直接喉镜的替代工具（可视喉镜，纤维支气管镜） 仍然可以抬高床头或采用头高脚低位
胸部膨隆	肥胖患者 乳房植入物 孕妇	确保背部下方垫有足够层数垫巾，以便头部伸展

3. 如何组装和使用纤维支气管镜和仪器塔

廖玥 译 王晓宇 校

活动范围

1. 前进
2. 后退
3. 顺时针旋转
4. 逆时针旋转
5. 下压摇杆→镜头向前弯曲
6. 上抬摇杆→镜头向后弯曲

如何练习使用纤维支气管镜（纤支镜）

1. 润滑镜体和所用器材。
2. 在镜头顶端涂抹防雾剂。
3. 将目标图像居中，然后再推进纤支镜。
4. 居中，前进。居中，前进。居中，前进。
5. 缓慢移动。
6. 小幅度移动。
7. 图像显示不清晰时不要推进纤支镜。
8. 欲速则不达，反而会迷路。

9. 如果有分泌物遮挡图像，将镜头轻轻触碰气管壁即可清除。

10. 身高较矮的操作者可使用脚凳。

11. 保持镜身伸直，这样顶部的活动与底部的运动是一致的。

标准的麻醉用纤支镜特点

1. 吸引口
   - （a）位于手柄右侧。
   - （b）必须将标准吸引管连接到与手柄相连的吸引器转接头上。
   - （c）喷入液体时（例如，用不含防腐剂的利多卡因对气道进行局部麻醉，喷入生理盐水进行支气管肺泡灌洗），必须断开吸引管和吸引器转接头。理想情况下可连接一滑头注射器以防止端口周围液体泄漏。
2. 吸引键
   - （a）位于手柄前部。
   - （b）通常使用示指按下此按钮。
3. 操纵杆向后或向前移动镜头尖端
   - （a）位于手柄后部。
   - （b）通常使用拇指下压或上抬摇杆。
4. 其他
   - （a）取决于所在医疗机构的使用情况。
   - （b）手柄上可附有目镜。
     - （i）只有操作者才能看到气道。
   - （c）手柄上可附有小的视频屏幕。
     - （i）在重新定位和重新调整纤支镜时必须反复旋转屏幕。
   - （d）手柄可连接单独的视频显示器。
     - （i）不需要调整单独的屏幕。
     - （ii）所有人都可以看到气道。
   - （e）耳鼻喉科、胸外科和重症监护室所使用的附加功能

（i）　活检端口。

（ii）用于冻结图像、录制视频和保存图像的按钮。

（iii）通常有更大的吸引通道，以便更好地清除黏稠的分泌物。

如何持纤支镜

- 个人和机构偏好。
- 一般用右手握住手柄，用左手握住镜体。

相对患者如何站立

- 个人偏好
- 仅适用于清醒纤支镜插管
- 操作者面向患者 / 床头站立
  - 促进面对面交流。
  - 因为图像与传统视图相反，易迷失方向。
  - 如何更容易定位：以耳鼻喉科医生的方式握住镜体，继续以标准方式持镜，这样顺时针转动即转向**操作者**的右侧；向下推动杠杆将使镜头弯向**操作者**前方。屏幕右侧是患者的左侧，但这种变化无关紧要。目标仍然是气管。
- 操作者站在床头，面向患者足侧
  - 标准姿势，传统的气道视野。

如何组装纤支镜和仪器塔

1. 准备必要的设备
   （a）仪器塔：包括监护仪、光源箱和视频源箱。
   （b）镜体。

（i）镜体型号取决于气管插管、气切管和患者气道的内径。

（ii）选择能进入气道 / 导管的最大型号，以尽量减少滑动。镜体和导管之间的间隙相当于导管与软组织的间隙。

（iii）3.0，即"小号"，又名"儿科"镜——镜体越小，图像分辨率越差。

（iv）4.0，即"中号"。

（v）5.0，即"大号"。

（c）吸引管。

（d）用非无菌纱布或刮板清洁镜头。

（e）防雾溶液。

（f）润滑镜体——硅油。**不可**使用外科凝胶，会适得其反——其在镜体和气管导管周围风干会导致镜体和导管粘连（图 3.1 ～图 3.3）。

（g）注射器。

（h）不含防腐剂的利多卡因。

（i）生理盐水。

（j）备用插管方法。

（i）可插管口咽通气道（传统的粉红色和黄色口咽通气道以及白色的 Ovassapian 通气道）（图 3.4 和图 3.5）

（ii）非无菌纱布

（iii）Cook 喉罩

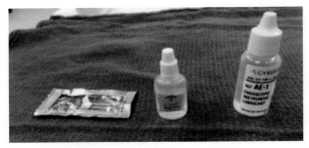

图 3.1　选择正确的润滑剂。左边的手术凝胶并不理想。中间是防雾溶液。右边是适用于镜头的润滑剂

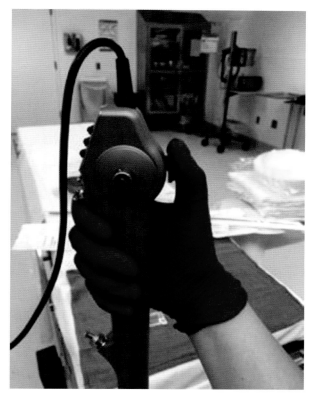

图 3.2 　下压摇杆使镜头向前弯曲（前屈）

（iv）一次性使用单管喉罩（LMA Unique）

（v） Aintree 插管导管

（vi）气管插管交换导管

（vii）局麻药和设备

　　1. 不含防腐剂的利多卡因

　　2. 雾化器

　　3. 利多卡因软膏和压舌板

2. 将仪器塔电源线插入插座

　（a）视频源箱和光源箱的两个大按钮应打开为橙色（待机模式）。

　（b）如果灯不亮，可能需要重新启动仪器塔。在仪器塔最底部靠近地板处有一个开关。关闭再打开此开关以重新启动。

图 **3.3** 上抬摇杆使镜头向后弯曲（后屈）

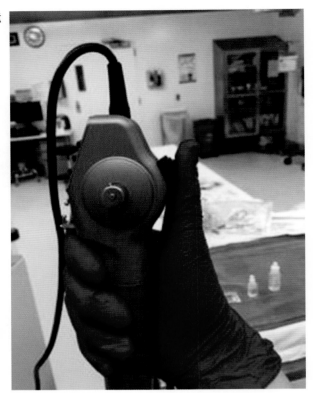

3. 按压视频源箱和光源箱上的按钮开机。按钮颜色将从橙色变为绿色。
4. 连接纤支镜光源和仪器塔上的光源箱。
   （a）纤支镜上的光源连接处有一根非常醒目的 2 英寸金属丝；将其直接插入光源箱。镜体上的光源也有一个带有针脚和黄点的面板，将其朝向操作者的右侧。确保光源线与光源箱匹配。正确放置时会发出咔嗒声。
   （b）注意最右边的调亮 / 调暗按钮。
   （c）如果图像太亮，所有物品显像呈白色。
   （d）如果图像太暗，所有物品显像呈黑色。
   （e）常见错误：操作者调节光源过暗。

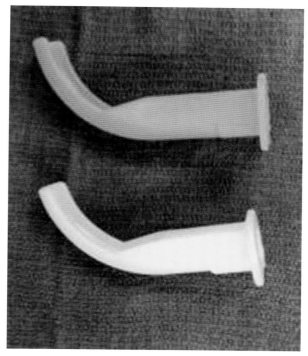

图 3.4　插管型口咽通气道

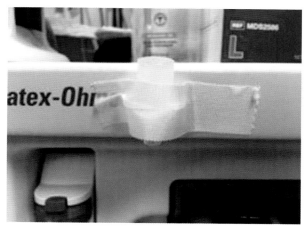

图 3.5　用胶带将 15 mm 转接头粘在呼吸机上，以免遗失

5. 光源箱默认待机。单击电源按钮打开光源。单击待机按钮进入待机状态。

 （a）常见错误：操作者关闭"待机"但忘记打开光源。

6. 将镜体的视频源连接到仪器塔的视频源箱上。

 （a）视频源箱有一根粗线连接一个含插针的面板悬在外面。该面板必须与纤支镜插在设备塔光源箱的光源上的插针对齐。

 （b）黄点对齐后将面板推入并顺时针旋转。

 （c）正确连接时会发出咔嗒声。

7. 润滑纤支镜。试将所有的气道装置通过纤支镜，以确保都能顺利通过。少量润滑剂即可润滑较长镜体。

8. 进行气管插管。

4. 麻醉后纤维支气管镜气管插管

廖玥 译 王晓宇 校

方法1：插管时不持续通气，使用插管型口咽通气道

设备准备

- 纤支镜设备塔
- 合适型号的纤支镜
- 合适型号的气管导管（ETT）
- 干燥剂（通常使用格隆溴铵）
- 选定的诱导药（通常使用丙泊酚和罗库溴铵）
- 与支气管镜兼容的弯接头
- 插管型口咽通气道（男性通常选择 10 cm 粉色款，女性选择为 9 cm 黄色款；偶尔选用白色的 Ovassapian 通气道）
- 润滑剂
- 防雾溶液

步骤

1. 组装纤支镜和设备塔。润滑所有设备并确保器械顺利滑动。
2. 从气管插管上取下 15 mm 接头并将其放置在安全位置。[通常用胶带固定在呼吸机或纤支镜设备塔上（图 3.5）。]

3. 提前将气管导管套在纤支镜上。使用胶带或橡皮筋将其固定在手柄上（图 4.1 和图 4.2）。

图 4.1 将气管导管贴在纤支镜手柄底部。15 mm 接头已从气管导管上取下。这样插管期间更容易操纵纤支镜

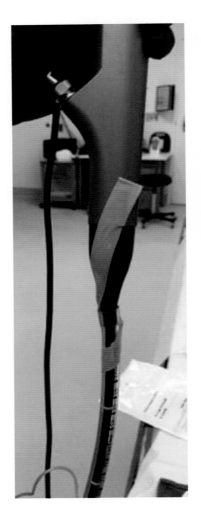

图 4.2 已预装了气管导管和插管型口咽通气道的纤支镜

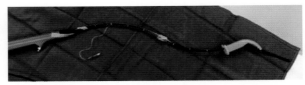

4. 插管前至少 10 ～ 15 min 给予格隆溴铵。

　（a）标准剂量为 0.2 mg 静脉注射（Ⅳ）。

　（b）如果有大量分泌物，则增加至 0.4 mg Ⅳ。

　（c）如果存在潜在心脏病且心动过速可能使病情恶化，酌情减少
　　　 至 0.1 mg Ⅳ。

5. 患者的插管体位。

　（a）尽管计划麻醉后纤支镜插管，仍要让患者处于最佳体位（目
　　　 标：胸部平坦，头部有空间伸展，耳屏与胸骨对齐）。

　（b）合适的体位将改善纤支镜下的视野。

6. 标准预充氧。

7. 常规静脉诱导。

8. 取下面罩。

9. 置入插管型口咽通气道。

10. 如果有其他操作者（手术室护士、麻醉技术人员、麻醉医生）
　　在场，请他们托举下颌以优化视野、保持口咽通气道在位并抬
　　高软组织——这一步可以极大地改善视野和使支气管镜成功进
　　入气管。

11. 通过口咽通气道插入纤支镜，向前推进并越过舌体，识别声门。

12. 将纤支镜通过声门推进至隆嵴上方 1 ～ 2 cm。必要时检查气管
　　支气管树。

13. 让助手解开胶带 / 橡皮筋，轻轻地将气管导管顺着镜体滑入气管。

14. 如果遇到阻力，逆时针轻轻旋转气管导管。此时导管很可能是
　　卡于后方的杓状软骨上。

15. 将气管导管留在气管中，同时缓慢回撤纤支镜。确认气管，移
　　除纤支镜时可见气管导管。

16. 将口咽通气道移出口腔，越过气管导管，小心不要意外拔出气
　　管导管。

17. 将 15 mm 接头重新连接到气管导管。

18. 将气管导管连接到呼吸机回路。

19. 测试通气。确认呼气末二氧化碳分压正常，波形正确。

20. 按设定的程序进行机械通气。

21. 如果需要，重新插入纤支镜以再次确认气管导管尖端位于隆嵴上方 1～2 cm 并检查气管支气管树。

方法 2：插管时不持续通气，不使用插管型口咽通气道

设备准备

- 纤支镜设备塔
- 合适型号的纤支镜
- 合适型号的气管导管
- 干燥剂（通常使用格隆溴铵）
- 选定的诱导药（通常使用丙泊酚和罗库溴铵）
- 与气管镜兼容的绿色弯接头
- 润滑剂
- 防雾溶液
- 非无菌纱布
- 一名助手

步骤

1. 组装纤支镜和设备塔。润滑所有设备并确保器械顺利滑动。

2. 将带有 15 mm 接头的气管导管预装到纤支镜上。使用一条胶带或橡皮筋将其固定在手柄上。

3. 插管前至少 10～15 min 给予格隆溴铵。

   （a）标准剂量为 0.2 mg IV。

   （b）如果有大量分泌物，则增加至 0.4 mg IV。

   （c）如果存在潜在心脏病且心动过速可能使病情恶化，酌情减少至 0.1 mg IV。

4. 患者的插管体位。

（a）尽管计划麻醉后纤支镜插管，仍要让患者处于最佳体位（目标：胸部平坦、头部有伸展空间、耳屏与胸骨对齐）。

（b）合适的体位将改善纤支镜下的视野。

5. 标准预充氧。

6. 常规静脉诱导。

7. 取下面罩。

8. 助手用纱布将患者舌头的远端向外牵引。如果可能的话，同时通过托举下颌来抬高软组织——这一步可以极大地改善视野并使纤支镜成功进入气管。

9. 将纤支镜直接插入口咽，先前推进并越过舌体，识别声门。

10. 将纤支镜通过声门推进至隆嵴上方 1 ～ 2 cm。必要时检查气管支气管树。

11. 让助手解开胶带 / 橡皮筋，轻轻地将气管导管顺着镜体滑入气管。

12. 如果遇到阻力，逆时针轻轻旋转气管导管。此时导管很可能是卡于后方的杓状软骨上。

13. 将气管导管留在气管中，同时缓慢回撤纤支镜。确认气管，移除纤支镜时可见气管导管。

14. 将气管导管连接到呼吸机回路。

15. 测试通气。确认呼气末二氧化碳分压正常，波形正确。

16. 按设定的程序进行机械通气。

17. 如果需要，重新插入纤支镜以再次确认气管导管尖端位于隆嵴上方 1 ～ 2 cm 并检查气管支气管树。

方法 3：插管时持续面罩通气，使用口咽通气道和 Aintree 导管

设备准备

- Aintree 导管（6.0，19.0 Fr，56 cm）
- 4.0 mm 纤支镜（中号）

- 7.0 号气管导管
- 润滑剂
- 防雾溶液
- 粉色或黄色插管型口咽通气道
- 面罩
- 用于固定在面罩上的黑色头带
- 适配纤支镜的弯接头
- 一名助手

步骤

1. 组装纤支镜和设备塔。润滑所有设备并确保器械顺利滑动。
2. 将 Aintree 导管预装到纤支镜上。使用一条胶带固定。
3. 润滑 7.0 号气管导管，装上 15 mm 接头。暂时放在一旁。
4. 调整患者至插管体位。
5. 使用已连接到纤支镜弯接头上的面罩进行标准预充氧。
6. 常规静脉诱导。
7. 沿中线插入插管型口咽通气道。

   （a）注意这种口咽通气道通常有弹出的趋势。与常规的问号型口咽通气道相比，它们是完全弯曲的形状。

8. 然后推开双侧下颌，双手拇指将口咽通气道向下推入口咽部适当的位置。
9. 左手保持推下颌，右手将面罩放于患者面部。
10. 固定好面罩后，左手滑过来覆盖面罩，然后用右手连接面罩右侧的黑色头带（图 4.3）。
11. 然后右手推下颌，用左手将头带连接到面罩的左侧。

    （a）确保至少一只手始终在提颏和托举下颌。

    （b）如果不进行提颏和托举下颌，口咽通气道就会弹出。

12. 通过呼气末二氧化碳监测确保足够的面罩通气。
13. 切换到呼吸机控制模式，并通过呼气末二氧化碳监测确保持续适当的通气。保持尽可能低的吸气峰值压，以避免气体进入胃内。

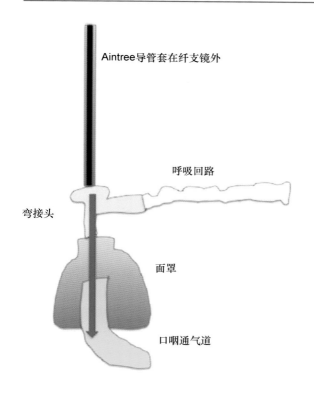

Aintree导管套在纤支镜外

呼吸回路

弯接头

面罩

口咽通气道

图 4.3　使用纤支镜和 Aintree 导管通过面罩进入插管型口咽通气道进行气管插管时的设备安装示意图

14. 助手站在患者的右侧，面向操作者。

15. 保持提颏和推下颌，由助手管理面罩。

16. 拿起已预装 Aintree 导管的纤支镜。

17. 小心地将纤支镜置入弯接头，穿过面罩，穿过插管型口咽通气道（图 4.4）。

　　（a）观察确保没有将镜头推进到口咽通气道外（例如，进入患者的鼻腔）。

　　（b）可能需要重新调整口咽通气道位置以保持其位于中线。

18. 将镜头越过舌体，识别声门，通过声门，定位隆嵴。

19. 解开 Aintree 导管的胶带，将 Aintree 导管轻轻滑过纤支镜至隆嵴上方 1～2 cm 处。小心不要暴力推进 Aintree 导管，因为这会对气道造成创伤。

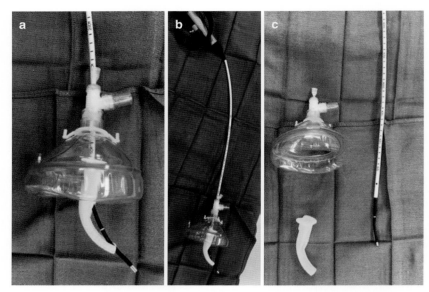

图 4.4 （**a/b/c**）Aintree 导管预装在纤支镜上，通过插管型口咽通气道、弯接头和面罩

20. 将纤支镜完全退出口咽通气道、面罩和纤支镜弯接头。小心不要将 Aintree 导管拔出。

21. 移除除 Aintree 导管之外的所有设备；去除口咽通气道、面罩和纤支镜弯接头。

22. 由于此时面罩已经从患者面部移除，暂停通气。

23. 将气管导管滑过 Aintree 导管。注意气管导管的深度。

24. 取出 Aintree 导管。

25. 将气管导管连接到回路并恢复通气。确认呼气末二氧化碳波形正常。

26. 使用纤支镜重新确认气管导管的位置。

方法 4：插管时通过喉罩持续通气，使用气管交换导管

设备准备

- 插管型喉罩
  - Cook LMA：效果最好；管径较宽，可容纳气管导管和纤支镜；管长较短，因此当纤支镜到达喉罩前端时，能够有足够好的视野看到声门，而不至于因插入过深直接进入食管。
  - LMA Unique：管径较宽，比 Cook LMA 管长更长，弯曲度更小；可能需要裁掉部分 LMA 管身以缩短管长，或使用更长的气管导管，例如经鼻 RAE（Ring-Adair-Elwyn，RAE 导管；译者注：预成型气管导管）或微型喉管（microlaryngoscopy tube，MLT）。
- 5.0 mm 纤支镜（大号）
- 7.0 号气管导管
  - 5 号 LMA Unique 适配 7.0 号气管导管
  - 4 号 LMA Unique 适配 6.0 号气管导管
- 合适尺寸的气管导管延长器，可在插管成功后推动气管导管通过喉罩。
  - 如果没有气管导管延长器，可使用 6.0 号气管导管。撕下套囊并断开 15 mm 接头。
- 润滑剂
- 防雾溶液
- 面罩
- 与纤支镜兼容的弯接头

步骤

1. 组装纤支镜和设备塔。润滑所有设备并确保器械顺利滑动。
2. 从气管导管上取下 15 mm 接头并用胶带固定在呼吸机上。

3. 将纤支镜和气管导管放在一旁。

4. 调整患者至插管体位。

5. 使用已连接到纤支镜弯头上的面罩进行标准预充氧。

6. 常规静脉诱导，避免患者呛咳。

7. 置入喉罩。

8. 去除喉罩上的盖子（红色或紫色，悬挂于旁）。

9. 将气管导管直接插入喉罩，插入深度不要超过 18 cm，让气管导管尖端突出喉罩斜面即可。如果气管导管进入太深，可能会误入食管（图 4.5 ～图 4.7）。

10. 将纤支镜弯接头连接到气管导管。连接呼吸机回路。通过手控气囊测试通气。确认呼气末二氧化碳波形。打开呼吸机（图 4.8 和图 4.9 ）

11. 请助手固定呼吸回路，确保其不会倒向一侧。

12. 将纤支镜通过纤支镜弯接头插入气管导管。

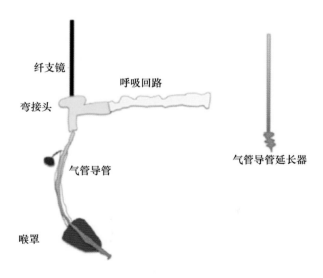

图 4.5　使用纤支镜通过已装入喉罩的气管导管进行气管插管的示意图

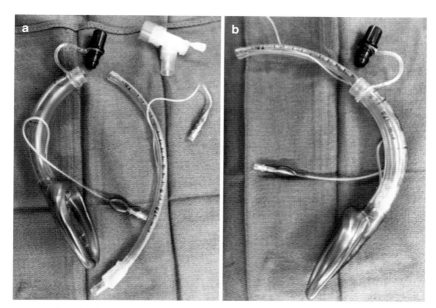

图 4.6 （**a/b**）取下喉罩的盖子，将一根 7.0 号带套囊的气管导管置入 4.5 号 Cook 喉罩中，深度为 18 cm

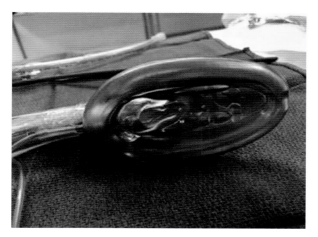

图 4.7　气管导管尖端位于喉罩罩体开口处的近端

图 **4.8** 气管导管置入喉罩，将 90° 的纤支镜弯接头连接气管导管以保证在操作者使用纤支镜时可通过气管导管或喉罩持续通气

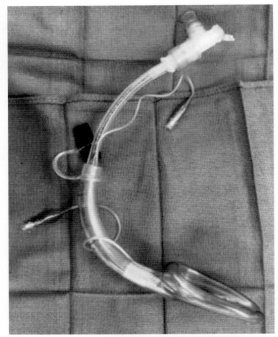

图 **4.9** 纤支镜通过纤支镜弯接头插入已置入喉罩内的气管导管

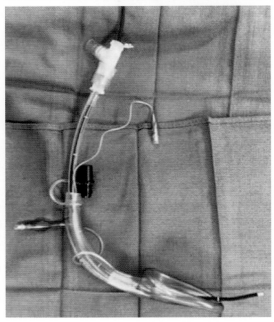

13. 将纤支镜伸出气管导管和喉罩罩体。通常需要向前弯曲镜头以显示声带。将纤支镜向前推进越过声带到达隆嵴。

14. 将气管导管滑入喉罩，越过纤支镜，直至位于隆嵴上方。

15. 移出纤支镜。

16. 将弯头和呼吸回路从气管导管处断开（图 4.10）。

17. 将气管导管延长器插入 7.0 号气管导管的近端部分（图 4.11 和图 4.12）。

　（a）注意：如果没有气管导管延长器，可以以相同的方式使用移除了 15 mm 接头的 6.0 号气管导管（图 4.15 ～图 4.19）。

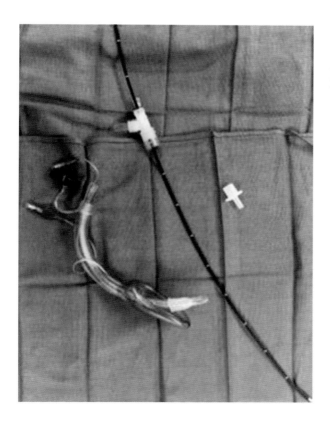

图 4.10　通过喉罩置入气管导管后，纤支镜和弯接头从 ETT/LMA 装置移除

图 4.11　气管导管
延长器插入喉罩以
连接气管导管的近
端部分

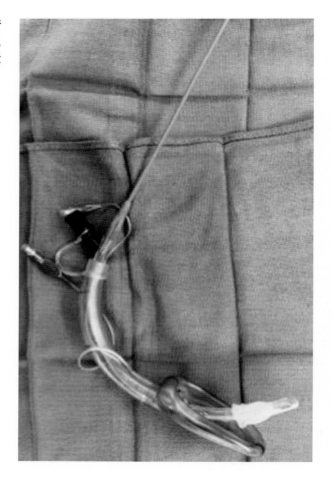

18. 小心地将喉罩沿 7.0 号气管导管和气管导管延长器移除（图
    4.13 ）。
19. 断开气管导管延长器与 7.0 号气管导管的连接。
20. 将 15 mm 接头连接到 7.0 号气管导管（图 4.14 和图 4.15 ）。
21. 将气管导管连接到呼吸回路并使用呼气末二氧化碳波形验证通气。
22. 用纤支镜再次确认气管导管的位置。

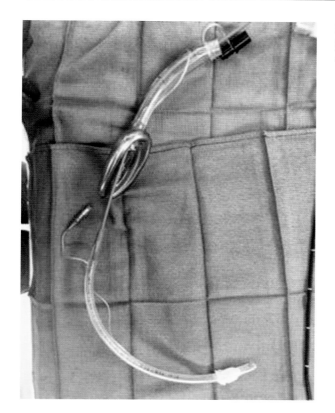

图 4.12　气管导管延长器用于推进气管导管通过喉罩

方法 5：插管时通过喉罩持续通气，使用 Aintree 导管

设备准备

- 插管型喉罩
  - Cook LMA：效果最好；管径较宽，可容纳气管导管和纤支镜；管长较短，因此当纤支镜到达喉罩前端时，能够有足够好的视野看到声门，而不至于因插入过深直接进入食管。
  - LMA Unique：管较较宽，比 Cook LMA 管长更长，弯曲度更

图 4.13　喉罩已从
气管导管延长器 / 气
管导管中完全移除

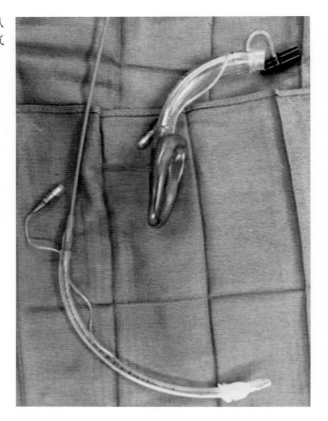

　　小；可能需要裁掉部分 LMA 管身以缩短管长或使用更长的气
　　管导管，例如经鼻 RAE 或微型喉管（MLT）。
- 5.0 mm 纤支镜（大号）
- 7.0 号气管导管
    - 5 号 LMA Unique 适配 7.0 号气管导管
    - 4 号 LMA Unique 适配 6.0 号气管导管
- Aintree 导管
- 润滑剂
- 防雾溶液

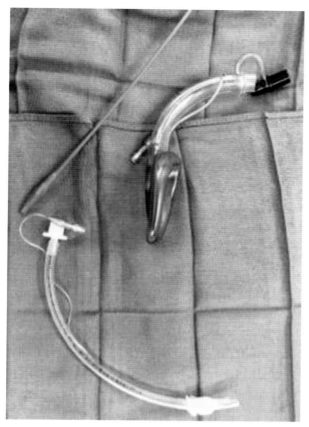

图 4.14　气管导管延长器与气管导管断开连接，15 mm 接头重新连接到气管导管的近端部分

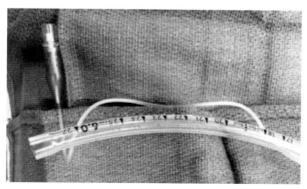

图 4.15　如果没有气管导管延长器，可以使用去掉了 15 mm 接头的 6.0 号气管导管来推进较大型号的气管导管通过喉罩

图 **4.16** 去掉了 15 mm 接头的 6.0 号气管导管连接到喉罩中 7.0 号气管导管的近端部分

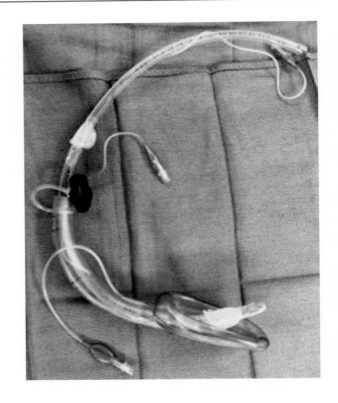

- 面罩
- 与纤支镜兼容的弯接头

步骤

1. 组装纤支镜和设备塔。润滑所有设备并确保器械顺利滑动。
2. 从气管导管上取下 15 mm 接头并用胶带固定在呼吸机上。
3. 将纤支镜和气管导管放在一旁。
4. 调整患者至插管体位。
5. 使用已连接到纤支镜弯头上的面罩进行标准预充氧。
6. 常规静脉诱导，包括肌松剂。避免使用纤支镜时患者呛咳和抵抗。
7. 置入喉罩，连接呼吸机回路和纤支镜弯接头（图 4.20）。
8. 通过监测呼气末二氧化碳确保足够的通气。

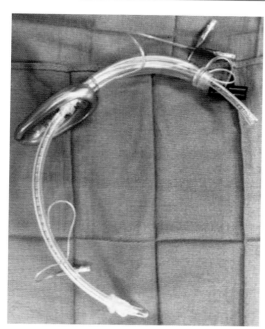

图 **4.17**　使用 6.0 号气管导管通过喉罩推进 7.0 号气管导管

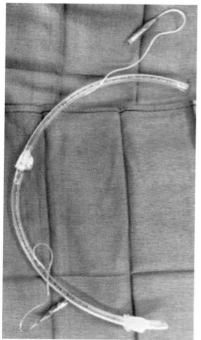

图 **4.18**　喉罩已从 6.0/7.0 号气管导管组件中完全移除

图 4.19 用作气管导管延长器的带套囊 6.0 号气管导管与带套囊 7.0 号气管导管及喉罩分离

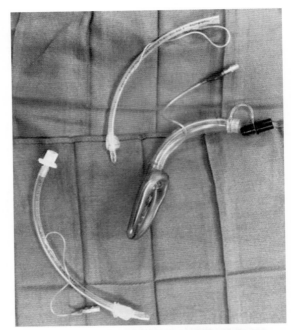

图 4.20 将 Aintree 导管预装到纤支镜上（右）。Cook 喉罩连接到纤支镜弯接头上

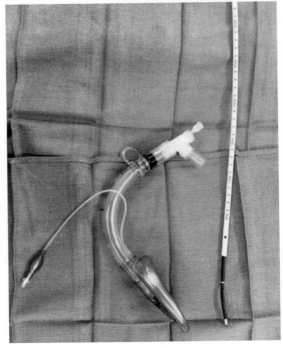

9. 切换到预设的机械通气模式，并持续监测呼气末二氧化碳确保足够的通气。尽可能减小吸气峰压，以避免气体进入胃内。
10. 取出已预装 Aintree 导管的纤支镜。
11. 小心地将纤支镜置入弯接头中，通过喉罩（图 4.21）。
12. 推进纤支镜通过舌体，识别声门，越过声带，定位隆嵴。
13. 将 Aintree 导管滑过纤支镜进入气管至足够深度，确保 Aintree 导管不会轻易脱落。

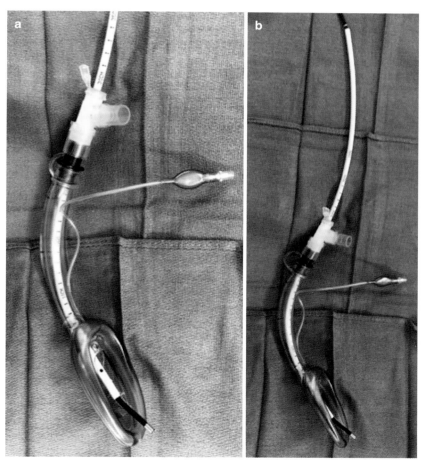

图 4.21　（**a/b**）Aintree 导管套在纤支镜外。Aintree 导管-纤支镜装置通过喉罩

14. 将纤支镜完全退出喉罩和纤支镜弯接头。小心不要移除 Aintree 导管。

15. 移除 Aintree 导管上的喉罩，小心地将 Aintree 导管留在气管中。

16. 将气管导管通过 Aintree 导管滑入气管，注意气管导管的深度。

17. 通过气管导管取出 Aintree 导管，注意将气管导管留在气管中。

18. 将气管导管连接到呼吸机回路并恢复通气，确认呼气末二氧化碳波形正常。

19. 使用纤支镜重新确认气管导管的位置。

5. 清醒纤维支气管镜插管

王苗　译　王晓宇　校

清醒纤维支气管镜（纤支镜）插管的目标

1. 患者的心理认同
2. 干燥剂
3. 局部麻醉
4. 神经阻滞
5. 镇静

清醒气管插管的适应证

- 因为此方案下患者舒适度低，所以相较于麻醉后插管，清醒插管并非常规的插管方式。然而，如果考虑患者需要进行清醒气管插管，应给予高度重视。一旦患者存在清醒插管的指征，不要犹豫，因为这可以避免患者因失去通气而死亡或接受紧急外科气道
- 困难气管插管史
- 合并以下情况的可疑困难气管插管：
  - 气道、头部及颈部外伤
  - 颈深部感染
  - 喉部或咽部肿瘤
  - 气道放疗史→木僵，颈部强直，颈部活动度差，软组织顺应性差

- 重度强直性脊柱炎、关节炎
- 肢端肥大症
- 先天性气道异常
- 在需要紧急外科气道时无法进行环甲膜穿刺
- 病态肥胖、阻塞性睡眠呼吸暂停
- 胃内容物误吸高危患者
- 插管后需要立即进行神经系统检查

清醒气管插管的相对禁忌证

- 患者拒绝
  - 精神疾病
  - 急性酒精中毒，药物滥用
  - 沟通障碍：语言、智力障碍
- 局麻药过敏

但耳鼻喉科说没有必要……

- 大小很重要
  - 每个肿瘤都有一个倍增时间。
  - 2 个月前在临床上诊断的"小"肿块可能在手术时会变成相对较大的肿块。
  - 一颗磨牙＝ 1 cm×1 cm×1 cm ＝ 1 cm^3。
  - 一个 2 cm×2 cm×2 cm 的肿块听起来小，但是，8 cm^3 相当于 8 颗磨牙大小！
  - 气道肿物增大的临床征象：
    吞咽困难加重；
    呼吸困难加重，尤其是平卧时伴有声音变化。

- 前提很重要
  - 耳鼻喉科医生在门诊对患者进行可弯曲间接喉镜检查的时间是手术前数周。
  - 门诊患者是清醒、能够自主通气、非镇静、非肌松的状态。
  - 在手术室全身麻醉状态下的患者处于睡眠、呼吸暂停和肌肉松弛状态→咽音消失→无法面罩通气＋无法暴露声门→通气失败。
- 气道管理是一个毫厘之间的游戏。所有的小改变都是为了获得最佳视野。

（i） 心理认同

1. 与患者建立信任。
2. 向患者解释操作过程。
3. 向患者强调插管过程会有不适，但会予以静脉镇静并尽可能地对气道进行麻醉。
4. 重申这个操作是为了患者的安全，因为患者存在可预料的困难气道。

（ii） 干燥剂

- 目的：减少气道分泌物，改善视野，增加局部麻醉药的黏附力。
- 标准药物是格隆溴铵。至少在插管前 10 ～ 15 min 给予格隆溴铵。可以在患者入手术室前作为术前用药给予。
- 标准剂量为 0.2 mg IV。
- 如果有大量分泌物，则增加剂量至 0.4 mg IV。
- 如果存在可能因心动过速而加重的潜在心脏病变（例如 ST 段抬高型心肌梗死、心房颤动、二尖瓣狭窄），则考虑维持剂量或减少剂量至 0.1 mg IV。

（iii）局部麻醉

- 根据医疗机构的条件和个人偏好。
- 可以单独使用或联合使用。
- 局麻药全身毒性的注意事项：
  - 利多卡因的最大剂量（非硬膜外）为 5 mg/kg（图 5.1）
  - 例如：70 kg 的患者 → 5 mg/kg×70 kg ＝ 350 mg → 350 mg（40 mg/ml）（4% 利多卡因）＝ 8.75 ml

技术 #1：雾化器

- 设备：带喷雾器的雾化装置，手柄，装有利多卡因溶液的瓶子，

图 5.1   不含防腐剂的利多卡因溶液

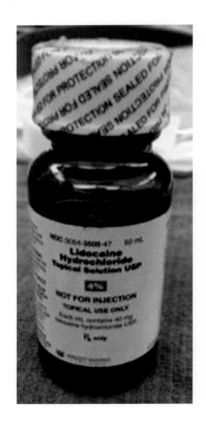

以及连接到辅助氧气端口的管路（图 5.3）。

- 用不含防腐剂的 4% 利多卡因溶液装满瓶子（图 5.1）。
- 将氧流量调至 10 L/min。
- 将雾化器置入患者口咽深部。
- 嘱患者大口呼吸。
- 喷洒少许利多卡因溶液。
- 让患者用尽可能多的溶液漱口，然后将其吐出并吸引。
- 将雾化器的尖端进一步伸向口咽后部，并向下按压以检查患者是否仍存在呕吐反射。
- 重复：喷雾 / 喘息 / 漱口 / 吐出。

技术 #2：冰棍棒

- 设备：5% 利多卡因软膏涂抹在冰棍棒上，以纱布包裹（图 5.2 ～图 5.5）。

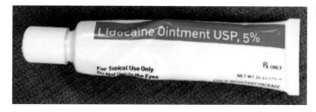

图 5.2　利多卡因软膏

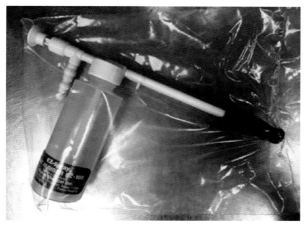

图 5.3　将液体转化为雾化形式的 EZ 喷雾雾化装置

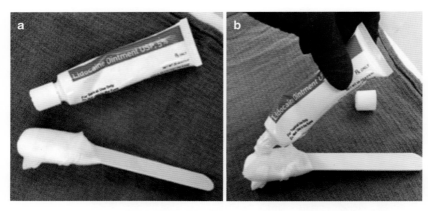

图 5.4 （a/b）用纱布包裹压舌板上的利多卡因软膏

- 嘱患者吸吮冰棍棒，漱口，吐出，然后重复。

技术 #3：黏性喷雾

- 设备：2 个 10 ml 注射器，1 个三通阀，1 个延长管（PIV 猪尾管），不含防腐剂的 4% 利多卡因、5% 利多卡因凝胶或软膏（图 5.5）。
- 将利多卡因溶液和凝胶混合在一起。
- 将猪尾管向后对准口咽部，喷出少量混合剂，让患者漱口然后吞咽 / 吐出。重复此步骤，直到局部麻醉效果良好，能够深入口咽部。

（iv）神经阻滞

- 不再作为常规操作。
- 禁忌证：抗凝状态。
- 舌咽神经
- 喉上神经
- 经气管＝经喉
- 咽部的感觉神经支配：

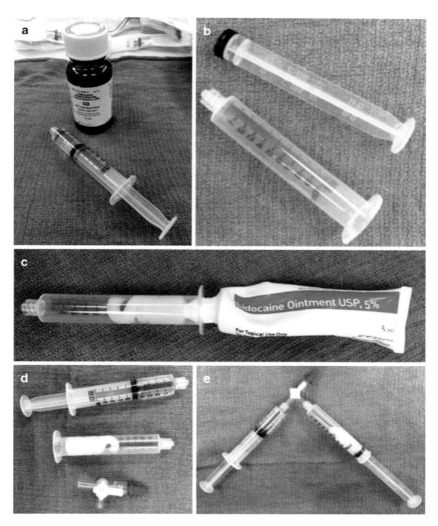

图 5.5 （a）使用 10 ml 注射器抽取不含防腐剂的利多卡因。（b）取下 10 ml 注射器的活塞。（c）将利多卡因软膏挤入无活塞的 10 ml 注射器中。（d）装有利多卡因软膏的无活塞注射器和装有利多卡因溶液的注射器。（e）将装有利多卡因溶液的 10 ml 注射器和装有利多卡因软膏的 10 ml 注射器连接到三通阀。（f）用两只手来回推注，直到形成均匀的混合物。（g）连接静脉输液延长管（例如来自外周静脉注射的猪尾管）。用标签注明不能用于静脉注射（NOT FOR IV USE）。

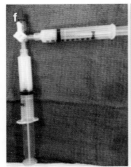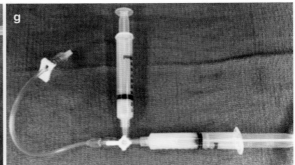

图 5.5　续

- 鼻咽＝三叉神经
- 口咽＝舌咽神经
- 喉咽
　　会厌至声带上部＝喉上神经内支
　　声带下部＝喉返神经

（v）　镇静

- 理想的患者状态：平静、放松、无随意活动。
- 未达标的患者状态：随意活动、咳嗽、抓握操作者或纤支镜。
- 静脉镇静药物的选择因操作者的个人习惯而异。（表 5.1）

气管内插管技术

设备

- 光纤塔
- 适合型号的纤支镜（通常选用 5.0#）
- 适合型号的气管导管（通常选用 7.0#）

表 5.1　常用静脉镇静药物的优缺点比较

药物	优点	缺点
咪达唑仑	单次静推 1 ～ 2 mg 抗焦虑 作用时间短 起效快 氟马西尼可逆转	去抑制作用→患者不配合 呼吸抑制作用，特别是与麻醉药联合使用时 无镇痛作用 肌肉松弛→软组织塌陷
芬太尼	单次静推 25 ～ 50 μg 镇痛 纳洛酮可逆转	呼吸抑制作用，特别是与苯二氮䓬类药物联合使用时
右美托咪定	单次静推 2 ～ 5 μg 或持续泵注［从小剂量 0.1 ～ 0.2 μg/（kg·h）起始］ 抗焦虑 一般不会引起呼吸抑制 轻度镇痛作用	低血压，心动过缓（如果 < 10 min 超负荷给药） 起效慢（10 min） 作用持续时间长（60 ～ 90 min）
瑞芬太尼	易于滴定给药 快速起效 作用时间短 代谢不依赖肝肾功能 一次静推 0.25 ～ 0.5 μg/kg 和（或）以 0.1 ～ 0.2 μg/（kg·min）持续泵注	呼吸抑制可能，特别是与苯二氮䓬类药物或长效麻醉药物联合使用时

- 干燥剂（通常选用格隆溴铵）
- 麻醉诱导药物的选择（通常选择丙泊酚和罗库溴铵或琥珀胆碱）
- 与支气管镜兼容的弯接头
- 插管型口咽通气道（一般男性选择粉红色 10 cm 款，女性选择黄色 9 cm 款，偶尔使用白色 Ovassapian 通气管）
- 用纱布手动将患者舌头缩回
- 润滑剂
- 防雾方案
- 备用气道设备

- 不同尺寸的刀片
- 不同型号的气管导管
- Cook 喉罩
- 环甲膜切开术器械包
- 吸引器
- 监护仪
- 鼻导管连接至辅助 O_2 端口
- 装有不含防腐剂的 4% 利多卡因的 10 ml 直插头注射器

推荐方法：如果气道已充分表面麻醉，患者将可以耐受经口气管插管。此时使操作更容易，而且只需要一个麻醉操作者。

步骤

1. 推荐配置：手术室，有额外的手术室护士，麻醉技师和（或）麻醉助手。视患者情况，可能需要耳鼻喉科或创伤外科医生在场，如果清醒插管失败，随时准备行紧急气管切开术。
2. 确认纤支镜的直径和光源。润滑所有设备，确保所有设备之间可顺利滑动。
3. 从气管导管上取下 15 mm 适配器，并将其放置在安全位置（通常用胶带粘在呼吸机或纤支镜光源上）。
4. 预先将气管导管套到纤支镜上，用胶带或橡皮筋确保将导管固定到纤支镜手柄上。
5. 获得患者的心理认同。
6. 在表面麻醉前至少 10 ～ 15 min 给予干燥剂。
7. 实施气道麻醉：表面麻醉或神经阻滞。
8. 气道黏膜充分麻醉后，实施气管内插管。
9. 如果必要，可复合静脉镇静。
10. 将装有丙泊酚和罗库溴铵 / 琥珀胆碱的注射器接到三通阀上，一旦置入气管导管，立即开始麻醉诱导，最大限度地减少患者的呛咳、体动和痛苦。

11. 操作者站位
    （a）个人习惯
    （b）操作者面向患者或床头
        （i） 有利于面对面的沟通。
        （ii） 因为纤支镜成像与传统视野相反，所以容易混淆方向。
        （iii）如何使纤支镜定位更容易：以耳鼻喉科医生的方式持
             纤支镜，继续以标准方式操作纤支镜，例如顺时针转
             动到操作者的右侧；向下推动操作杆，使纤支镜镜头
             朝上挑。屏幕的右侧对应患者的左侧，但这并不是很
             重要。我们的目标仍旧是气管。
    （c）操作者站在床头，面向患者尾侧
        （i） 标准位置，传统的气道视野。

12. 摆好患者体位，准备气管插管：呼吸道轴线呈一直线，头部后
    仰。建议抬高床头，使患者感到舒适。

13. 将鼻导管置于患者面部，以便在患者自主呼吸时用以辅助供氧。

14. 将纤支镜置入口咽部，寻找声带。

15. 当纤支镜镜头靠近声带时，将利多卡因沿纤支镜喷洒到声门内，
    尽量减少患者呛咳。

16. 将纤支镜推入声带，并进入气管。通过软骨环确认气管（区别
    食管：食管壁为纵向褶皱）。

17. 此时，患者将出现更明显的呛咳和体动。使用丙泊酚和肌肉松
    弛剂来进行麻醉诱导，随后固定气管导管、确定导管位置，继
    续进行后续治疗。

6. 经鼻气管插管

王苗　译　王晓宇　校

使用直接喉镜进行经鼻气管插管

设备（图 6.1）

1. 7.0 号经鼻 RAE 导管
2. 3 号 MAC 视频喉镜

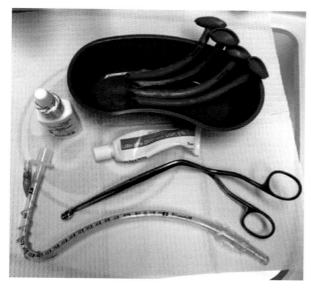

图 6.1　经鼻插管设备：不同型号润滑后的鼻咽通气道，利多卡因软膏，加热并润滑过的经鼻 RAE 导管，羟甲唑啉鼻腔喷雾，插管钳

3. 插管钳

4. 阿夫林（羟甲唑啉）喷雾剂

5. 温盐水一瓶

6. 润滑胶冻/凝胶或利多卡因软膏

7. 不同型号的鼻咽通气道（26、28、30、32、34 Fr），用消毒的外科润滑剂或利多卡因软膏进行润滑。

操作流程

1. 将经鼻 RAE 管放入温盐水中，从远端开始软化导管。

2. 在患者清醒时将羟甲唑啉喷入鼻腔，以便后续操作。确认患者哪侧鼻腔更宽大。

3. 使患者处于插管的最佳体位（胸部平坦，耳屏与胸骨平齐，头部有伸展空间）。

4. 预充氧。

5. 予以麻醉诱导药物。

6. 从小到大依次将不同型号的鼻咽通气道插入同一鼻孔。

   （a）优先选择使用左侧鼻孔，将鼻咽通气道的斜面转向侧面，远离鼻甲，以降低损伤风险。

   （b）如果鼻咽通气道不易通过左侧鼻孔，则使用右侧鼻孔。

7. 从温盐水中取出经鼻 RAE 导管。用外科润滑剂或利多卡因软膏进行润滑。

8. 凭经验将经鼻 RAE 导管轻轻的经鼻腔插入 18 cm 的深度。

   （a）鼻孔距离会厌 15 cm

   （b）会厌距离声带 3 cm

   （c）鼻孔距离声带＝ 18 cm

9. 左手持直接喉镜。

10. 通过剪式移动获得良好视野后，右手持插管钳，在接触到气管导管前保持插管钳闭合。插管钳打开时，很容易因意外的接触而损伤黏膜（例如悬雍垂、扁桃体）或气管导管套囊。

11. 暴露声门后，用插管钳轻轻夹住气管导管尖端。

（a）注意：不要夹到导管套囊，可能会导致套囊破裂。

（b）避免用插管钳钳夹扁桃体，会导致扁桃体损伤和出血。

12. 用插管钳将气管导管推入声门，使套囊越过声带 1 ～ 2 cm。

13. 确保气管导管位置合适。如果患者太高且经鼻 RAE 管太短，易导致气管导管脱出。

14. 将直接头和气管导管延长管连接到经鼻 RAE 管上。

15. 与外科医生确认气管导管如何固定。通常，耳鼻喉外科医生有更偏好的保护气管导管的方法。

（a）例如：在气管导管和患者鼻头之间放置一小块棉球，以尽量减少对鼻子的损伤。

（b）将一条海绵胶带置于患者头部下方，并缠绕在气管导管或呼吸回路延长管周围。

纤支镜引导经鼻气管插管

设备

1. 7.0 号经鼻 RAE 导管

2. 纤维支气管镜

3. 羟甲唑啉喷雾剂

4. 温盐水一瓶

5. 润滑胶冻 / 凝胶或利多卡因软膏

6. 不同型号的鼻咽通气道（26、28、30、32、34 Fr），用消毒的外科润滑剂或利多卡因软膏进行润滑。

说明

1. 备好纤支镜，润滑所有的设备。

2. 将经鼻 RAE 导管放入温盐水中，从远端开始软化导管。

3. 在患者清醒时将羟甲唑啉喷入鼻腔，以便后续操作。确认患者哪侧鼻腔更宽大。

4. 使患者处于插管的最佳体位（胸部平坦，耳屏与胸骨平齐，头部有伸展空间）。

5. 预充氧。

6. 予以麻醉诱导药物。

7. 从小到大依次将不同型号的鼻咽通气道插入同一鼻孔。

　（a）优先选择使用左侧鼻孔，使鼻咽通气道的斜面转向侧面，远离鼻甲，以降低损伤风险。

　（b）如果鼻咽通气道不易通过左侧鼻孔，则使用右侧鼻孔。

8. 从温盐水中取出经鼻 RAE 导管。用外科润滑剂或利多卡因软膏进行润滑。

9. 凭经验将经鼻 RAE 导管轻轻地经鼻腔插入 18 cm 的深度（图 6.2 和图 6.3）。

10. 将纤支镜插入经鼻 RAE 导管，镜头应正好置于声带外侧。

　（a）如果气管导管位置过低，纤支镜可能会滑入食管。

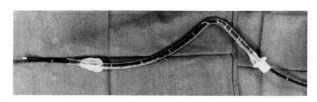

图 6.2　纤支镜插入经鼻气管导管

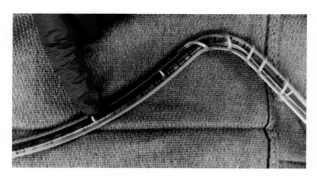

图 6.3　纤支镜插入经鼻气管导管，在导管深度 18 cm 处做标记

（b）如果气管导管位置过高，纤支镜可能需要多推进几厘米才
　　　能到达声门。

11. 引导纤支镜通过声门，沿着气管向下，到达隆嵴。

12. 将气管导管沿纤支镜滑入气管。

13. 移除纤支镜时，先确保可见气管，而后可见气管导管。

14. 固定气管导管。

7. 紧急气道管理准则

王苗 译 王晓宇 校

评估患者

（1）生命体征

- 患者是否出现显著血氧饱和度降低？
  - 是→尽快建立气道
  - 否→有更多时间评估患者情况
- 患者血流动力学是否平稳？
  - 低血压、心动过速？
- 患者是否意识丧失？
  - 是：心搏骤停、呼吸骤停→尽快建立气道
  - 否：预防性气管插管→充分的时间来评估患者情况

（2）气道

- 气道是否通畅？
  - 患者是否已行气管插管？—通过二氧化碳波形和呼吸音确认气管导管位置（主支气管插管？气胸？），确保气管导管无异常
  - 创伤、血肿、神经性水肿（嘴唇、舌头、面部肿胀）
  - 可疑存在梗阻—伴有喘鸣、肥胖、妊娠、颈部粗大
  - 气管切开状态—原因？时间？气切导管是否可用？是否可通过口咽进入主气道？即是否可以进行直接喉镜检查？

（3）呼吸

- 患者是否存在自主呼吸？—胸部起伏，面罩起雾，有呼气末二氧化碳波形，可听见呼吸音，可讲话
- 听诊—吸气性喘鸣音，呼气性哮鸣音，一侧无呼吸音（气胸、血胸、胸腔积液），湿啰音（肺水肿、间质性肺病）

（4）循环

- 患者是否有脉搏？
- 患者血流动力学是否平稳？

手术室外紧急气道的处理原则

将所有预计必要的气道设备带至患者床头。永远不要期望非麻醉专业的助手知道及时传递所需物品。

（1）机器

- Mapleson D 呼吸回路
  - 优势

    调整压力安全阀可以提供呼气末正压（positive end expiratory pressure，PEEP）/持续气道正压通气（continuous positive airway pressure，CPAP）

    呼吸囊的顺应性

    - 呼吸囊无法充盈：漏气或面罩密闭性差
    - 顺应性差：阻塞性或限制性通气功能障碍

    在自主呼吸和手动通气的患者中，Mapleson D 呼吸回路是最大化气体流量并最小化重吸收的最佳选择

  - 劣势

    仅供麻醉专业人员使用

    压力安全阀的调节较复杂

    只有面罩密封性良好，呼吸囊才能充盈

    无法自行充气，需要新鲜气流量

    院内只有麻醉科使用

- 急救袋
  - 优势

    自行充气

    操作简单

    带有面罩的急救袋可挂在医院每个病房的氧气瓶上，以及放在带氧气罐的轮床下面
  - 劣势

    无法反映肺的顺应性

    无法反映面罩密封性

（2）氧气

- 手术室外、医院任一病床：墙壁氧，中心供氧
- 手术室外、病床外（走廊、候诊室、药房）：便携式氧气罐
- 理想情况下，给氧去氮 3 ～ 5 min，用氧气填充功能残气量（functional residual capacity，FRC），可以减慢氧合下降速度
- 氧气罐可以使用多长时间？1 满罐 = 2000 psi = 660 L（流量 10 L/min 时 1 满罐可持续使用 1 h 左右）

（3）监测

- 转运监护仪或室内监护仪
- 脉搏血氧仪
  - 确保脉搏血氧仪波形良好，以便读取准确
  - 当 SpO_2 < 80% 时，因缺乏校准读数高度不精准
  - 手动打开监护仪上脉搏血氧饱和度的声音：音调高度与 SpO_2 测量值相匹配
- 周期性血压袖带测量时间设定为 1 min 或使用动脉血压监测（如果可用）
- 心电图
  - 理想情况下监测 5 导联心电图，也可接受 3 导联
  - 如果无法监测心电图，可以使用脉搏血氧仪中脉搏波形
- 呼气末二氧化碳
  - 二氧化碳检测计：颜色（从紫色到金色）随 pH 值的变化

而变化（pH 值随着二氧化碳的升高而降低）

  注意：如果组织灌注不足（如胸部按压不充分），将不会出现颜色变化

- 定量呼气末二氧化碳测量：理想的测量方式，但在手术室外并非随时可用

（4）吸引装置

- 手术室外，医院任一病床：墙壁吸引装置，插管前应保证随时可用
- 预计可能的意外情况：血性气道、呕吐、黏液／分泌物——影响插管视线
- 手术室外，医院病房外（如药房、庭院内、大厅）：无吸引装置可用，除非急诊科提供带有便携式吸引装置的推车

（5）气道

- 给患者进行面罩加压通气
  - 对于饱胃的患者进行快速序贯诱导（rapid sequence induction, RSI），因为存在误吸风险（在手术室外的患者，全都按饱胃对待），通常不进行面罩加压通气

    但是，如果患者氧饱和度下降并且无法立即插管，则应该进行面罩加压通气或在必要时放置喉罩。如果无法对患者（如创伤后无法配合的患者）进行预充氧，则持续按压环状软骨同时进行面罩加压通气，直至气管插管
  - 进行面罩加压通气的时机：患者无自主呼吸；两次尝试气管插管的间隙；如上所述氧饱和度下降的情况
  - 改善面罩通气的技术

      提颏

      托举下颌

      肩部垫高

      口咽通气道

      鼻咽通气道

      单手与双手技术

– 面罩漏气的可能原因

密闭性差：操作者的技术水平

面罩不贴合面部：同一型号面罩无法适用于所有人

胡须影响通气：必要时可剃除；使用透气胶膜覆盖以增加面罩的密闭性

面罩密闭性差

OG（经口胃管）或 NG（鼻胃管）导管：是否需要在气管插管前取出存在争议，插管需要抽吸胃管，以尽量减小误吸风险

- 气道辅助设备
  – 口咽通气道，压舌板
  – 鼻咽通气道，外科润滑剂：注意头部外伤的患者可能存在潜在的颅底骨折，或已经存在血性鼻咽 / 眼眶骨折 / 鼻骨折
- 确定气管插管方式
  – 直接喉镜

大多数成年患者：3# 或 4# MAC，7.0# 气管导管［如果患者需要置入支气管镜清除分泌物（如吸入性肺损伤、重度肺炎），则选择 8.0# 气管导管］

  – Glidescope 视频喉镜

颈椎不稳定，已知或预计的困难气道，直接喉镜操作前的检查或探条无法通过

在手术室或重症监护室外可能不容易获得

  – 纤支镜引导气管插管

清醒或镇静？：患者能否进行面罩通气？有误吸风险的患者是否需要保持清醒以维持保护性反射？

经鼻 *vs.* 经口

  – 不能插管，不能通气

喉罩

- 正确放置可能存在困难

- 建立气道前的过渡措施
- 误吸风险
- 通过 Cook 喉罩进行纤支镜引导插管更容易：因为
  其管腔坚硬且较宽，但任何喉罩（译者注：插管型
  喉罩）都可以进行气管插管

  外科气道：环甲膜切开术

  12 或 14 G 针头，进行喷射通气（在手术室中可用）

  唤醒患者：麻醉诱导药物平均清除时间在 10 min 内；
  琥珀胆碱在 10 min 内清除；罗库溴铵-舒更葡糖钠可
  在数分钟内逆转（如机构可获得），但可能还需时间
  等待镇静催眠药物清除

- 喉镜暴露视野Ⅲ级的患者，应准备好探条
- 使患者处于最佳体位
  - 患者经常会倒在医院的病床上，身上有食物托盘，毯子，
    长袍，电视遥控器，电话
  - 肩部垫高

    垫毯子

    将枕头对折
  - 让患者靠近床头，以改善插管时的人体工学
  - 床头放平或稍抬高以缓解腹压
  - 最理想的嗅花位

    胸部平坦（肥胖、妊娠、乳房大）

    耳屏与胸骨呈一直线

    头部有伸展空间
  - 如果已经采取了颈椎保护措施，则插管会变得困难

    移除患者前部颈托，由外科医生辅助维持颈部稳定性

    带着完整的颈托

（6）静脉

- 建立可用的静脉通路，连接外周输液装置

（7）药物

- 血流动力学不稳定：低血压、心动过速
  - 依托咪酯：低血压发生率较低；有肌阵挛、恶心或呕吐的风险；给药时静脉有灼烧感；有降低癫痫发作阈值的风险；即使单次给药也可能会抑制肾上腺功能；用于脓毒血症或肾上腺功能耗竭的患者，可能会导致复苏时严重的难治性低血压
  - 丙泊酚：因心肌抑制、全身性血管扩张而引起低血压——前负荷和后负荷下降；手术室外的应用因患者和机构而异
  - 阿片类药物和苯二氮䓬类药物：在血流动力学不稳定的危重患者中，即使谨慎给予依托咪酯或丙泊酚，也可能诱发循环衰竭（例如：大量失血、急性右心衰），可以单独使用阿片类药物和苯二氮䓬类药物作为诱导剂。这些药物可以提供镇痛作用，也可以减轻气管插管时的血流动力学反应，然而，它们的催眠作用有限。因此，苯二氮䓬类药物被推荐用于抗焦虑和产生遗忘作用
- 肌松剂
  - 琥珀胆碱：去极化神经肌肉阻滞剂（neuromuscular blocker，NMB）；起效最快的肌松剂（30 s）；作用时间短，不超过 10 min，插管后很快即可进行神经系统相关检查（例如卒中、癫痫的患者）；肌震颤可引起肌肉酸痛。禁忌证：脱髓鞘损伤（卒中、脊髓损伤）；肌肉萎缩症；严重腹部感染；横纹肌溶解、挤压伤、长时间制动→严重高钾血症→室性心动过速/心室颤动/心脏骤停；穿透性眼外伤（导致眼压升高）
  - 罗库溴铵：非去极化 NMB；起效时间仅次于琥珀胆碱（30 ～ 60 s）；作用持续时间更长；可用舒更葡糖钠逆转（如医疗机构可获得）

8. 更换气管导管

王苗　译　王晓宇　校

适应证

1. 更换大号气管导管
   （a）重症监护室带管时间延长
   （b）反复支气管镜检查
   （c）气管导管内出血
   （d）需要改俯卧位，防止气管导管扭曲（例如加强型气管导管）
2. 更换新的、干净的气管导管
   （a）旧的气管导管被血液、黏液栓、分泌物堵塞
3. 故障
   （a）压力感应球囊塌陷→套囊漏气
   （b）套囊破损
   （c）气管导管打折
4. 分阶段拔管
   （a）计划在操作结束时对患者进行拔管，但担心有重新插管的可能，且重新插管可能存在困难
   （b）操作开始时就存在的困难气管插管
   （c）气道水肿（例如，俯卧位手术大量补液）

场所

1. 手术室
2. 重症监护室
3. 烧伤中心

更换气管导管所需设备

方法

1. 气道交换工具（表 8.1）

　　（a）插管体位：胸部平坦，耳屏与胸骨呈一直线，头部有伸展空间。

　　（b）预充氧：将 FiO_2 设置为 100%。

　　（c）有第二个助手时操作最容易。

　　（d）应用直接喉镜至少 II 级视野。必须保证能在声门处看到气管导管（ETT）和气道交换导管（airway exchange catheter, AEC）。

　　（e）断开旧气管导管与呼吸机回路的连接。

　　（f）将 AEC 插入旧气管导管内。AEC 置入深度距离门齿处不超过 26 cm（牙齿距离声带 15 cm ＋ 10 ～ 12 cm 的气管）：

　　　　（i）　右主支气管插管

　　　　（ii）　气道穿孔

表 8.1　气道交换导管与探条的优缺点比较

装置	优点	缺点
气道交换导管	如果无法通过新的气管导管，可以使用气道交换导管进行通气（临时措施）专为换管而设计	价格较贵 在手术室外不易获得
探条	价格便宜 在创伤中心、手术室内易于获得	无法使用探条进行通气

（iii）硬质小口径导管进行单肺通气

（iv）没有时间排出空气

（g）移除旧的气管导管。

（h）通过 AEC 插入新的气管导管。

（i）如果遇到阻力，很可能是顶到了杓状软骨。应轻柔地、逆时针旋转气管导管。

（j）确保看到气管导管通过声带。

（k）移除 AEC。

2. 喷射通气

（a）最大压力为 15 ～ 18 psi。

（b）吸气持续时间不超过 0.5 s，以尽量降低气压伤的风险。

（c）使用 AEC，总容积可以达到 400 ml。

（d）观察胸部的起伏，确保足够的呼气时间。

（e）通过使用双侧鼻咽通气道、口咽通气道、提颏以及托举双侧下颌来保持上呼吸道通畅。不能仅仅依靠通过小管道进行被动呼气，也需要让气体进出 AEC。

3. 使用 AEC 进行通气：

（a）理想情况下，应在可以使用喷射通气的手术室内完成。

（b）AEC 配有适配器，可将导管连接到标准 Mapleson 系统、简易呼吸器、呼吸机回路（图 8.1）。

（c）因为 AEC 的管腔比标准的气管导管要小得多，所以限制呼吸速率的因素是呼气的时间和空间。托举双侧下颌、提颏，置入鼻咽通气道、口腔通气道，并仔细观察胸廓确保充分呼气。否则，患者将产生内源性呼气末正压，快速引起严重的容积伤和气压伤。

4. 保留 AEC

（a）适用场景：担心患者无法顺利拔管。通过气道交换导管移除气管导管，将交换导管留在气道中作为引导，以便紧急再插管。

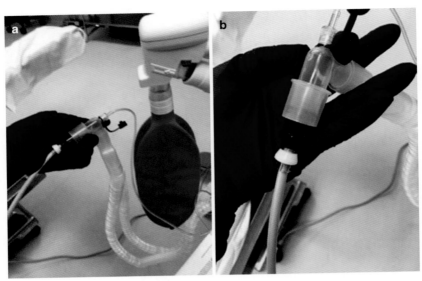

图 8.1 （a/b）用适配器将 AEC 连接至呼吸机回路以便通气

（b）技术：
  （i） 通过现有气管导管插入气道交换导管，深度不超过距门
     齿处 26 cm。
  （ii）AEC 到位后，移除气管导管。
  （iii）一次几厘米逐步移除 AEC。如果患者自主通气良好，可
     继续移除。
  （iv）如果选择保留 AEC 在原位，可将不含防腐剂的利多卡
     因经导管喷洒来对气道进行表面麻醉。这一操作也可以
     在移除气管导管之前完成。大多数患者对 AEC 的耐受
     性良好。
（c）风险：误吸。气道表面麻醉后，保护性气道反射被抑制。异
  物（译者注：AEC）直接位于声带之间，导致声带在吸气时
  也无法完全闭合。

9. 深麻醉下拔管

王苗　译　王晓宇　校

适应证

1. 降低支气管痉挛的风险
2. 减轻气管导管导致的呛咳和抵抗
   （a）→颅内压升高→脑出血
   （b）→眼内压升高→眼球破裂
   （c）→口腔或鼻腔内静脉压升高→耳鼻喉科或内镜鼻窦手术
   　　　（endoscopic sinus surgery，ESS）等后的出血
   （d）→腹内压升高→伤口裂开、肠（再）疝
3. 使焦虑的患者能够平稳、顺利拔管

禁忌证

1. 困难插管
2. 饱胃或误吸风险高
   （a）禁食水（NPO）的状态（译者注：指禁食水时间不足）
   （b）妊娠
   （c）病态肥胖
   （d）糖尿病、胃轻瘫

（e）肠梗阻

3. 胃或口咽部出血

（a）耳鼻喉科 / 神经外科：在口腔或鼻腔进行手术时，如果想尝试深麻醉下拔管，口鼻腔必须完全干燥，以避免声带刺激 / 喉痉挛 / 误吸的风险

（b）强烈建议通过胃管抽吸胃里的血液

技术

1. 患者必须能够脱离呼吸机进行自主呼吸，且呼吸频率、潮气量和呼气末二氧化碳（end-tidal carbon dioxide，$ETCO_2$）基本正常。

2. 麻醉剂：1 个平均肺泡浓度（mean alveolar concentration，MAC）的吸入麻醉剂，100% FiO_2。

3. 拔管前放置口咽通气道和（或）鼻咽通气道。注意避免拔管后梗阻，因其对气道刺激大而且还会增加喉痉挛风险。

4. 充分吸引口咽部。分泌物＝喉痉挛。

5. 拔管前使患者处于最佳体位。

6. 准备好所有紧急气道备用设备，且必须放置在触手可及的地方，尤其是单人操作时。

（a）丙泊酚 20 ml×1

（b）琥珀胆碱 10 ml×1

（c）口咽通气道

（d）面罩

（e）用于重新插管的刀片（译者注：用于紧急气道开放）和导管

7. 确认患者是否处于深度镇静

（a）刺激的方法：

（i）吸引口咽深部

（ii）晃动气管导管

（iii）托举双侧下颌

　　（b）无呛咳或咽反射

　　（c）刺激后呼吸模式（例如屏气）无改变

　　　　（i）有时呛咳或咽反射会延迟，患者仅表现出通气模式的改变

8. 如何加深患者麻醉以协助深度拔管

　　（a）1 个 MAC 的吸入麻醉剂

　　（b）芬太尼

　　（c）右美托咪定

　　（d）丙泊酚

　　（e）利多卡因

9. 当准备深麻醉下拔管时……

10. 在 FiO_2 100%、氧流量 10 L/min 和吸入麻醉剂 1 MAC 的状态下进行拔管〔* 注意：深麻醉下拔管也可以在全凭静脉麻醉（total intravenous anesthetic，TIVA）下完成〕。

11. 再次吸引口咽部。

12. 确保口咽通气道和（或）鼻咽通气道放置到位。

13. 立即将面罩放置在患者面部。

14. 辅助提颏和托举下颌。将面罩紧扣于患者面部。

15. 通过检查呼气末二氧化碳波形来确定患者是否仍在自主呼吸。

16. 检查是否存在气道梗阻或喉痉挛的迹象：

　　（a）可及吸气性喘鸣

　　（b）胸骨上窝和锁骨上窝明显凹陷

　　（c）反常的腹部运动（腹部随着吸气而向外推出）

　　（d）面罩没有起雾

　　（e）呼气末二氧化碳波形消失

17. 如果患者通气良好，可完全停用七氟烷。继续 100% FiO_2，10 L/min 氧气吸入。

　　（a）选项 1：逐渐放松提颏和托举下颌的力量，以观察患者在没有人工辅助的情况下是否可以正常通气。

　　（b）选项 2：继续保持提颏和托举下颌，直至患者已度过全麻第

二期。预防任何程度的气道梗阻有助于减少喉部刺激，从而减少喉痉挛的发生。

18. 如果出现气道梗阻：

（a）不要离开手术室。

（b）辅助操作

（i） 提颏

（ii） 托举下颌

（iii）头部后仰 / 肩部垫高

（c）气道辅助装置

（i） 鼻咽通气道 ×2

（ii） 口咽通气道

19. 如果出现喉痉挛

（a）不要离开手术室。考虑呼叫帮助。

（b）所有患者

（i） 扣紧面罩

（ii） 辅助操作＋气道辅助装置

（c）首先：进行正压通气，手动解除喉痉挛，打开声带。

（d）其次：使用 20 ～ 30 mg 丙泊酚加深麻醉或用 10 ～ 20 mg 琥珀胆碱重新使肌肉松弛。

（i） 丙泊酚和（或）琥珀胆碱的确切剂量取决于喉痉挛的严重程度。

（ii） 一般来说，目标是快速加深麻醉，这可能需要暂时地进行面罩通气。

（iii）如果用丙泊酚加深麻醉后，声门不能立即打开，则需要快速予以肌松剂，一般 10 ～ 20 mg 琥珀胆碱可能就足够了，如果喉痉挛严重并且准备再插管，可能需要更高的剂量：1 ～ 2 mg/kg。

（iv）重要的是提前准备好丙泊酚和琥珀胆碱，在喉痉挛发生时随时可用。快速处理喉痉挛是为了避免患者在声带闭合后因自主通气而导致负压性肺水肿和缺氧。

（e）最后：重新插管。

20. 全麻第二期和发生场所

（a）在手术室中进行

（i）最安全的区域。

（ii）如果考虑在深麻醉下拔管期间或之后可能存在气道问题，应让患者在手术室内苏醒。

（b）转运至麻醉后恢复室（postanesthesia care unit，PACU）（只有在手术室顺利拔管或气道通畅时）。

（i）携带呼吸机和面罩，以便在紧急情况下可以进行正压通气。

（ii）口袋里放一支丙泊酚和一支琥珀胆碱。

（iii）如怀疑存在气道问题，应返回手术室。

（c）在 PACU 进行

（i）强烈建议在患者度过全麻第二期之前不要停留在 PACU。

（ii）在患者床旁继续仔细观察有无气道梗阻的表现。

10. 麻醉诱导期间误吸

王苗 译 王晓宇 校

危险因素

1. 禁食水情况
2. 胃排空延迟
   （a）妊娠
   （b）糖尿病控制不佳
   （c）疼痛，使用麻醉镇痛药物
3. 腹内压高
   （a）肠梗阻
   （b）肥胖
   （c）妊娠
   （d）腹水

预防措施

1. 快速序贯诱导＝不进行面罩加压通气
2. 压迫环状软骨：有争议
   – 通过压迫环状软骨来预防高危患者的被动反流，目前没有足够的证据支持应提倡或弃用这一方法。

- 潜在的收益包括减少胃胀和降低误吸风险。
- 潜在的风险包括气体交换和通气功能受损。
- 压迫环状软骨仍然是标准的操作流程。
- 如果应用时机和操作得当，它可能会带来益处，不太可能造成严重损害。
- 如果患者出现插管或通气困难，应松开对环状软骨的压迫。

3. 麻醉诱导前慎用苯二氮䓬类药物和麻醉镇痛药物
- 一般情况下，建议避免使用阿片类药物和苯二氮䓬类药物，因为理论上它们会导致呼吸抑制或恶心、呕吐。
- 然而，在患者疼痛和焦虑的情况下，谨慎地使用这些药物已经被证明是安全的。

如果患者在麻醉诱导前呕吐怎么办？

1. 在患者仍清醒且有完好的气道保护性反射时排空胃部。
2. 危险性：诱导时呕吐的可能性仍较大。
3. 强烈建议在诱导前，预防性地置入鼻胃管并抽吸胃部。
   （a）例如以下情况：
   （ⅰ） 胃肠道病变，如小肠梗阻。
   （ⅱ） 胃排空延迟：糖尿病控制不佳、剧烈疼痛以及使用麻醉性镇痛药物。
   （b）缺点：
   （ⅰ） 引起患者不适。
   （ⅱ） 紧急情况下可能会延误时间。
   （ⅲ）对于在进行吸引后和麻醉诱导前是否移除鼻胃管是存在争议的。理论上，胃此时已经被排空了。鼻胃管的存在会阻止食管上、下括约肌完全闭合。
   （c）优点：
   （ⅰ） 排空胃部。

（ii）可保留鼻胃管，以便在术后继续进行吸引（例如，带气
管插管返 ICU）。

如果患者在诱导时或诱导后出现呕吐或误吸怎么办?

1. 如果患者已经麻醉了，要充分吸引口咽部。
2. 尽快建立安全气道：最好不要进行面罩加压通气且一次性插管成功，然后通过气管导管进行吸引，以防胃内容物误吸。
3. 降低床头，防止胃内容物因重力作用从口咽流入气道。
4. 气管插管后，放置胃管并充分抽吸胃部。
5. 100% 纯氧吸入，在耐受后逐渐降低氧浓度。
6. 高 PEEP，最高可调至 $8\ cmH_2O$。
7. 检查动脉血气。
8. 在手术室内进行纤支镜检查：用生理盐水进行支气管肺泡灌洗。
9. 术后 X 线胸片检查可能是有用的，尤其是在误吸入大颗粒食物而且造成明显大气道梗阻的情况下。
10. 如果担心数天后发生吸入性肺炎或肺炎，可考虑保留气管插管。

11. 不使用肌松药的气管插管

温馨 译 王晓宇 校

适应证

- 手术过程中需要进行神经监测。
- 适用于以下短小手术：
  - （1）考虑到手术结束时无法出现足够的刺激后肌肉颤搐来拮抗肌松作用，因此希望避免使用非去极化肌松药。

    以及
  - （2）琥珀胆碱禁忌。
- 在小儿使用吸入诱导已经达到较深的麻醉深度时，通常在不使用肌松药的情况下进行气管插管。

操作技术

阿芬太尼或瑞芬太尼＋丙泊酚＋七氟烷
- 阿芬太尼 30 ～ 100 μg/kg［肥胖患者使用瘦体重（lean body weight，LBW）计算；老年患者酌情减量］
  - 镇痛作用强
  - 作用时间短：根据给药剂量，作用时间 10 ～ 20 min
- 瑞芬太尼 1.5 ～ 4 μg/kg

- 镇痛作用强
- 作用持续时间短：3 ～ 5 min
- 合成类阿片药物需注意
  - 保证足够的镇痛深度，以降低声门对气管插管的反应。
  - 所有这些药物都有发生肌肉强直 / 喉痉挛 / 声门紧闭的风险，特别是在大剂量快速注射时。一旦出现这种情况，可使用纳洛酮进行拮抗或给予肌松药使患者肌肉松弛。
- 使用常规催眠药物。
- 面罩通气吸入七氟烷
  - 挥发性麻醉药有肌松特性。
  - 对于儿科患者，单独使用七氟烷一般就可以满足气管插管条件。对于体型较大的儿童和成人，达到这一麻醉深度的时间会延长，可以通过复合使用阿片类药物和（或）丙泊酚来实现吸入诱导。

插管前确认患者处于麻醉状态且麻醉深度足够

1. 眼睑 / 睫毛反射消失
2. 下颌骨松弛，且面罩通气更易实施
3. 喉镜片置入无反应

12. 喷射通气用于耳鼻喉手术

温馨 译 王晓宇 校

适应证

- 与耳鼻喉科医师协商决定
- 共用气道
- 无稳定气道，无气管导管，无喉罩
- 外科医生行气道手术

麻醉诱导

- 通常外科医生摆放的体位并非插管所需的经典"sniff"体位（即嗅花位）。一般需要头颈过伸位，如果患者存在椎管狭窄、寰枢椎不稳定或其他颈椎异常，需谨慎摆放体位。
- 进行预充氧。
- 使用鼻导管吸氧（因为存在失火风险，激光手术不应采用此方法）。
- 使用丙泊酚和维库溴铵诱导，直到 TOF 为 1（需注意，对于能够耐受高剂量丙泊酚和阿片类药物的患者，可能不需要使用肌松药）。
- 面罩通气，直到 TOF 从 4 逐渐降低到 1。
- 麻醉维持采用全凭静脉麻醉：静脉输注丙泊酚和瑞芬太尼，不使用吸入麻醉剂。

- 准备就绪后，将气道交给外科医生。

麻醉维持

- 外科医生将使用 Parsons 镜进行硬质支气管镜检查。
- 喷射通气连接到镜子侧口。对于悬吊式喉镜，可放置 Hunsaker 喷射通气气管内导管（图 12.1 和图 12.2）。
- 与外科医生确定维持和暂停通气的时机。
- 喷射通气不仅能输送 100% 的 FiO_2，也可以吸入空气。但是无法对 FiO_2 进行滴定。

图 12.1　手术室内呼吸机背面喷射通气机的手柄和转接器

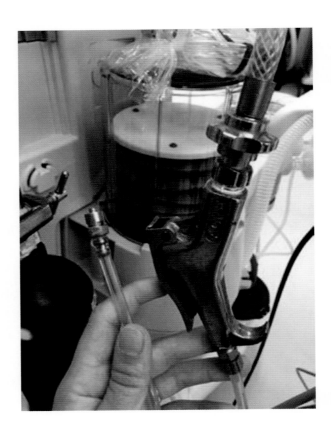

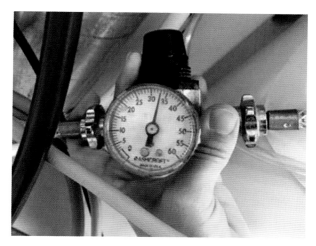

图 12.2　喷射通气机的压力计。通过侧面的仪表盘调节压力。喷射通气机连接到适配器后，常用的通气压力为 25 ～ 35 psi

- 术中使用灼烧或激光时暂停喷射通气以降低失火风险。
- 喷射通气技术的实施
  - 将压力表调至 15 ～ 30 psi（在 50 psi 时会自动断开压力供应）。
  - 频率：吸气时间 0.5 s，并保证呼气时间充足，同时观察胸廓起伏。
  - 标准通气：1-2-3-4，1 时通气，2-3-4 时暂停通气并呼气。
- 动态监测肌颤搐，保持肌颤搐微弱但肌松作用可拮抗的状态，TOF 1
  - 避免对声带进行操作时患者发生咳嗽或吞咽。因为操作空间有限，容不得丝毫差错。
  - 可拮抗状态：当外科医生操作完成后，因为没有需要闭合的组织结构，手术也就立即结束了。
- 注意：应考虑到 SpO_2 有下降的可能。
- 避免长时间行喷射通气，一般短于 30 min。
- $ETCO_2$ 和 $PaCO_2$ 之间的差值会较大。
- 积极给氧，被动通气。

13. 使用探条辅助气管插管

温馨　译　王晓宇　校

为什么需要使用探条？

1. 直接喉镜和视频喉镜暴露喉部视野不佳，或纤支镜不可用——如纤支镜损坏，成像不佳，手术室外、ICU 外等场所无法获得纤支镜。
2. 探条由于其便携的特点可放置于任何场所——手术室、插管包、ICU、急诊室。

何时使用探条？

1. 喉镜暴露分级为 3 级
2. 在使用直接喉镜或视频喉镜时，无法通过弯曲气管导管使其直接通过声门

设备

1. 喉镜片
2. 气管导管
3. 探条

4. 操作助手

5. ＋ / － Magill 钳（译者注：即插管钳）（图 13.1）

操作流程

1. 优化患者体位（头部伸展空间充足、耳屏与胸骨平齐、胸部平坦）。

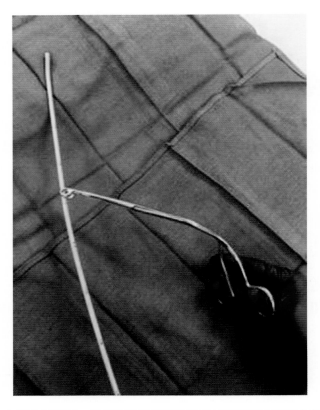

图 13.1　在某些情况下，操作者手持直接喉镜的同时可能很难自行推进探条。如果借助 Magill 钳（通常放置于插管包和麻醉车内），可以左手持直接喉镜（DL），右手持 Magill 钳夹持探条，将其向前推进。使用 Magill 钳可以更好地控制探条，夹持其远端使得可操作性更强。需注意，Magill 钳容易撕裂组织并引起出血，所以在接触到目标物体之前需使其保持闭合

2. 行直接喉镜检查。

3. 将喉镜片放置到位，保持最佳视野。

　（a）提示：为了防止疲劳，可将左肘夹在身体左侧，身体重心前移，然后将喉镜片向上提起。

4. 保持声带、会厌、小角软骨在视野内。

5. 探条远端弯曲朝向前方，由助手将其递入操作者右手。在使用前，可将探条前端缠绕于手指上，或用指尖在远端做一个曲棍球棒状的弯曲以获得合适的形状，使得探条末端通过会厌下部后可盲探进入气管。

6. 将探条插入会厌下面。

7. 感受探条弯曲部分触及气管环。

8. 如果使探条朝向声带向前弯曲存在困难，可以将探条放于患者右侧口角，利用杠杆原理抬高探条远端。

9. 如果仍不能将探条向上弯曲，将其放置于口咽部。

10. 用 Magill 钳夹持探条远端，送达口咽深处，使探条通过声门。

11. 为了使气管导管更容易通过，应保持探条位于声门中间，并确保喉镜下视野最佳。

12. 助手将气管导管顺入探条。而后进行换手——操作者接过气管导管，将气管导管顺着探条逆时针旋转，使其通过杓状软骨。助手握住探条近端，以确保其不会从气管中脱出。

13. 操作者固定住气管导管。

14. 助手轻柔地将探条撤出。

15. 确认气管导管位置。

16. 固定气管导管。

14. 颈椎保护下气管插管

温馨 译 王晓宇 校

场景

1. 患者可能存在颈椎不稳定
   （a）创伤患者
   （b）由于精神状态或多发伤无法确定患者情况
2. 已知患者存在颈椎不稳定
3. MRI 提示严重的颈椎椎管狭窄，或有症状的颈椎椎管狭窄
4. 寰枢椎不稳定（如，与类风湿性关节炎、21- 三体相关）

气道管理决策

1. 注意：颈椎不稳定状态下进行气道操作可能导致颈椎损伤。
2. 目标
   （a）保证充足的脊髓灌注。
   （b）避免脊髓横断或直接物理损伤。
3. 特别是对于外伤患者，行气道管理计划时，应考虑到有继发性神经损伤的可能，并做好脊髓保护措施。
4. 患者是否存在颈部移位症状？
   （a）上肢麻木无力。
   （b）眩晕、晕厥（椎动脉症状？）。

5. 影像学检查结果如何？

　（a）MRI、颈椎 CT。

　（b）脊髓信号改变、水肿、狭窄、受侵。

6. 戴 / 不戴颈托进行气管插管？（见下文）

7. 直接喉镜？可视喉镜？纤维支气管镜？

8. 镇静 / 清醒？

　（a）清醒状态下，操作者对患者颈部移动不恰当时，患者可进行
　　　自我保护。

　（b）气管插管后，清醒患者可进行神经系统检查。

　（c）清醒插管时要注意：必须对气道进行充分麻醉（使用局麻药
　　　行表面麻醉 / 神经阻滞）或给予补充镇静。咳嗽也会导致明
　　　显的颈部移位，并有脊髓损伤的风险。

如何预防损伤？

1. 术中维持充足的灌注压。

2. 保持颈部处于中立位以维持灌注。

3. 与外科医生讨论气道管理方案。

4. 任何操作都有可能带来风险。

　（a）在某些情况下，视频喉镜甚至喉罩置入均可以像直接喉镜一
　　　样使颈椎移位。无论操作者使用何种技术，均需注意任何一
　　　个操作都可能导致颈椎活动。插管时应采用尽可能小的动作
　　　暴露声门。非必要时，无需强求获得 1 级视野。

　（b）面罩通气时无意的用力托举下颌或头后仰动作也存在风险。

保留颈托气管插管

优点

1. 插管时不需要更换颈托。

2. 机械加固以防气道被过度操纵。

3. 不需要助手手动固定颈椎以保持轴线稳定。

4. 这种情况下可能更适合使用 3 号 Miller 喉镜片，因为它的弧度比 Macintosh 喉镜片小。Miller 喉镜片延伸的长度，弥补了保留颈托带来的几何距离。但是对于经验不足的操作者来说，这种技术相对困难，需要前期练习。

缺点

张口受限：下颌触及颈托前部。

移除颈托气管插管

优点

1. 张口度更大。

2. 外科医生协助确保气道操作安全。

操作流程

1. 体位摆放：
   - （a）创伤室的患者均保留颈托。且创伤室的操作台是水平且不能调整的。
   - （b）不可将患者置于嗅花位以防头部过伸。
   - （c）如果是在手术室、ICU 或平车上，可以适当抬高床头，在不伸展颈部的前提下优化体位。

2. 麻醉诱导后，患者无体动，要求外科医生取下颈托的前部。

3. 外科医生手动保持颈椎轴线稳定。

4. 记录：手动维持颈椎轴线稳定的人员。

5. 记录：手动保持颈椎轴线稳定的前提下轻柔地进行插管操作。

15. 利用视频喉镜行气管插管

温馨 译 王晓宇 校

挑战

1. 可获取 1 级声门视野，但无法通过向前弯曲气管导管 / 管芯触及声门。
2. 张口受限时无法置入视频喉镜。
3. 由于视频喉镜在口咽部占据太多空间，导致气管导管无法置入。

设备

1. 选择配有合适型号喉镜片的视频喉镜，通常成人选用 3 号喉镜片。
2. 选择合适型号的气管导管，通常选用 7.0 号或 8.0 号。
3. 润滑剂。

操作流程

1. 使用视频喉镜至少提前几分钟开机。
   （a）预热视频喉镜＋温热的咽腔＝没有雾气。
   （b）未预热视频喉镜＋温热的咽腔＝有雾气＝不良视野。

2. 优化患者体位（头部有伸展空间、耳屏与胸骨平齐、胸廓平坦）。

3. 充分润滑插管管芯，并将管芯穿插气管导管数次，以确保活动顺滑。

4. 置入视频喉镜：沿中线垂直置入，将舌体挡向左侧。

5. 握持气管导管近端，使操作更为灵活。

　（a）近端较小位移＝远端较大位移

6. 不要过度上抬视频喉镜，因为这将使口咽解剖结构扭曲，导致气管导管难以通过。无需获得完整声门结构的视野。

7. 一旦气管导管尖端通过会厌，用右手拇指将管芯拔除并将气管导管插入气管。这一操作需要不断调整握力点。

8. 当气管导管通过声门时，逆时针旋转可以避免气管导管卡在杓状软骨上。

9. 将气管导管套囊送过声门 1 ～ 2 cm。

10. 视频下气管导管位于声带之间，由助手拔除管芯。

11. 最后移除视频喉镜并固定气管导管。

16. 地面上行气管插管

温馨　译　王晓宇　校

场景

1. 发现患者倒在药房、医院大厅、浴室、庭院等。
2. 附近无推车或床来转运患者。
3. 病态肥胖患者，无法将其转移至床上。

插管体位

仍然尽可能将患者摆为嗅花位（头部尽量伸展，耳屏与胸骨平齐，胸廓平坦）。可使用毛巾、毯子、枕头卷成肩垫。

#1 狙击姿态（sniper）

禁忌证

1. 操作者为孕妇。
2. 没有足够的空间允许操作者趴到地面上。

技术

1. 操作者腹部着地、肘部支撑趴于地面。
2. 左手操作喉镜。

挑战

1. 依靠上臂和腹部的力量上提喉镜。
2. 由于趴在地面，操作者无法调节身体的重心 / 角度。

#2 幼儿姿态（toddler）

禁忌证

患者头部没有空间（例如，患者倒在角落）。

技术

1. 臀部着地坐于地面，两腿向外伸展。患者头部位于操作者正前方。
2. 左手操作喉镜。

挑战

1. 依靠上臂和腹部力量上提喉镜。
2. 由于坐在地面，操作者无法调节身体的重心 / 角度。

#3 跪姿（kneeling）

禁忌证

患者头部没有空间（例如，患者倒在角落）。

技术

1. 操作者跪于患者头侧，俯身观察口内结构。
2. 左手操作喉镜。

挑战

操作者视野相对较高。必须俯身观察口腔内部结构。

#4 反式直接喉镜插管

用途

1. 只有当操作者无法按照常规站位站在患者头侧时，才选择此方法进行气管插管。
2. 患者头部位于房间角落。
3. 患者头颈部放置外科矫形架，以及头部床档无法移除。

技术

1. 操作者站于患者右侧。
2. 左手打开患者口腔。
3. 右手置入喉镜。
4. 身体向前倾斜，观察口腔内部结构。
5. 左手插入气管导管。

挑战

与操作者习惯的位置相反。

17. 双腔支气管导管

温馨 译 王晓宇 校

单肺通气适应证

双腔支气管导管的选择

为什么选择双腔支气管导管?

设备

1. 合适型号的双腔支气管导管（double-lumen tube，DLT），通常首选左双腔支气管导管（表 17.1～表 17.3）
2. 备大一号及小一号的 DLT（手术室内易于获得，注意放在无菌包装袋内）
3. 纤维支气管镜——根据 DLT 的尺寸，尽量选择较大型号的纤维支气管镜
4. 用于润滑纤维支气管镜的硅油
5. 用于涂抹在 DLT 表面的润滑剂或利多卡因软膏
6. 用于夹闭管腔阻断通气的夹管钳

表 17.1　单肺通气的绝对适应证，相对（强）适应证及相对（弱）适应证列表

绝对适应证	保护性肺隔离	大量出血
		感染
	单侧肺泡灌洗	误吸
		肺挫伤
		肺炎
		单侧肺水肿
	视频辅助胸腔镜手术	
	控制通气分布	支气管胸膜瘘或支气管皮肤瘘
		巨大囊肿或者肺大疱
		主支气管断裂或外伤
		双肺行不同的通气方式（如，单肺移植）
相对（强）适应证	手术暴露	
	胸主动脉瘤	
	全肺切除术	
	上肺叶切除术	
相对（弱）适应证	食管手术	
	肺中叶、下叶切除	
	全身麻醉下的胸腔镜检查	

表 17.2　男性与女性选择双腔支气管导管型号的对比，以及放置左、右双腔支气管导管的适应证

型号	男性	女性
	39 ～ 41 Fr	37 ～ 39 Fr
	基于身高选择	
方向	右管	左管
	插入右主支气管，使类似墨菲孔的侧孔易为右肺上叶通气	插入左主支气管
	不常用，不易放置：右主支气管开口成角较小	更常见，不易放置
	指征：左全肺切除，左主支气管手术	

表 17.3　使用双腔支气管导管的优缺点比较

优点	缺点
完全隔离一侧肺进行通气	放置困难，尺寸更大
能对隔离侧肺进行通气	插管具有挑战性，尤其当患者存在困难气道时
当单肺通气氧合存在问题时可以施加 PEEP 或 CPAP	手术结束如果需要保留插管，必须将双腔管更换为单腔管：存在气道水肿、初次尝试插管困难等挑战
	不能针对特定肺叶通气
	在患者体位变动时可能发生移位

7. 连接 DLT 和呼吸回路的转接头

8. 鼻导管

9. 连接到辅助氧气出口的 Mapleson 储气囊

10. 吸引器管

插入 DLT——以左双腔支气管导管为例

1. 术前进行气道检查。如果预计插管困难，使用视频喉镜和（或）备好纤维支气管镜以防直接喉镜视野不佳。

2. 打开纤支镜电源，以便在插管后确认导管位置。

3. 组装双腔管：气管导管、管芯、连接气管和支气管管腔的 15 mm 转接器。

4. 润滑管芯及气管导管的外壁
   （a）可使用利多卡因软膏代替润滑剂。

5. 将导管尖端向前弯曲以方便置入，通常需要逆时针旋转 90° 以使双腔管到达最终的位置。即使声门暴露为 1 级，导管也可能向下滑入食管。

6. 优化患者的插管体位（耳屏与胸骨平齐，头部有伸展空间，胸部平坦）。

7. 置入喉镜。

8. 插入双腔支气管导管。

（a）手持双腔管近端。导管远端较大的移动才能使近端产生较小的位移。

（b）润滑过的导管更容易通过声门。

9. 如果使用直接喉镜插入双腔管时遇到困难，可使用视频喉镜。

10. 一旦双腔管插入：

（a）拔除管芯。

（b）给两个套囊充气（支气管套囊充气量少于气管套囊）。

（c）将气管导管和支气管导管部分与转接器相连接（在 15 mm 转接器与呼吸回路之间，直角弯头处，有插入纤支镜或吸痰管的开口）。

（d）确认 $ETCO_2$ 波形正确。

11. 顺着 DLT 气管管腔插入纤维支气管镜。

（a）确认气管管腔开口刚好位于隆嵴上方。

（b）确认右肺上叶开口：唯一可见三个支气管分支开口的肺叶（但有误判可能）。

（c）确认可见蓝色支气管套囊的远端位于左主支气管内。

12. 从气管管腔内移除纤维支气管镜。

13. 接下来从 DLT 的支气管管腔侧插入纤维支气管镜。

（a）确认支气管管腔开口位于左主支气管内。

14. 移除纤维支气管镜。

15. 确认夹闭及松开支气管腔和气管腔时呼吸音正常。

16. 保证纤维支气管镜在术间随时可用，以便术中需要重新检查双腔管位置。

17. 恢复通气。

使用双腔管进行单肺通气——以左双腔支气管导管为例

1. 询问外科医生何时需要夹闭术侧肺。
2. 确认 DLT 位置合适，尤其在体位改变后（如仰卧位变为侧卧位）。
3. 检查气管套囊和支气管套囊均已充气。
4. 确认需要萎陷侧肺。
5. 萎陷右肺：
　（a）夹闭连接气管腔的转接器（图 17.1）。
　（b）打开气管腔的吸引口。
　（c）为了使肺更快萎陷，可以对管腔进行吸引。
6. 萎陷左肺：
　（a）夹闭连接支气管腔的转接器。
　（b）打开支气管腔的吸引口。
　（c）为了使肺更快萎陷，可以对管腔进行吸引。
7. 降低潮气量（例如，如果正常双肺通气的潮气量是 600 ml，单肺通气时降至 400 ml 以下，评估气道峰压，并确保通气充分）。
8. 加速肺萎陷：
　（a）将 12 ～ 14 Fr 的吸痰管深入术侧肺的管腔持续吸引 1 ～ 2 min。

术侧肺如何萎陷？

被动萎陷（表 17.3，图 17.1）

1. 肺泡缺乏持续氧供。
2. 随着时间推移，肺泡内氧气被逐渐吸收。

图 17.1　演示在进行单肺通气期间如何使用带内垫的钳子夹闭一侧双腔支气管导管

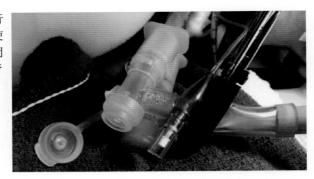

常见的 DLT 位置错误

1. DLT 进入对侧支气管（对侧肺萎陷）。
2. DLT 插入支气管过深（对侧呼吸音减弱）。
3. 插入深度过浅（由于支气管套囊仍在气管内，气管腔通气时没有呼吸音）。
4. 右侧 DLT 堵塞右肺上叶开口。

18. 紧急环甲膜切开术

温馨　译　王晓宇　校

手术刀-手指-探条

优点

1. 快速
2. 简单
3. 设备需求最少
   （a）手术刀应该备好随时可用，最好放在抢救车里。
   （b）所有其他的必用设备一般都放在麻醉插管箱里。

需要的设备

1. 氯己定或碘消毒剂
2. 肩垫
3. 无菌手套
4. 面罩和眼贴
5. 手术刀
6. 探条
7. 6.0 号气管导管
8. 缝线
9. 记号笔

操作流程

1. 场景：不能插管，不能通气，外科医生无法立即到场。

2. 寻求帮助。呼叫耳鼻喉科 / 创伤科 / 普通外科医师即刻到达现场。

3. 优化患者体位：伸展头部带动气管向前，拉伸颈部结构，便于操作。

   （a）使用水平肩垫。

4. 站于患者一侧。

5. 触诊甲状软骨和环状软骨，确定中线。

   （a）如果时间允许，使用记号笔标记解剖结构。

6. 左手拇指在患者颈部右侧触及环状软骨 / 喉，第 3、4、5 指放在颈部左侧。

7. 左手示指放在环甲膜处，指向下方。

8. 右手拿起手术刀，握住近刀片的位置（图 18.1）。

9. 做一个 4 cm 的垂直切口，依次切开皮肤、皮下组织和肌肉。

   （a）目标：一次切开。不要因为多次划开所有层次而浪费时间。

10. 使用左手示指钝性分离组织，并找到环甲膜。

11. 使用手术刀在气管上做一个 1 英寸（译者注：约等于 2.5 cm）的水平切口（图 18.1）

    （a）这一操作会引起出血。

    （b）出血可能导致血液喷溅；确保面部和眼睛佩戴防护装备。

图 18.1　演示如何握持手术刀 / 刀片。我们的目标是一次性通过皮肤、皮下组织和肌肉层。不要浪费时间多次划开以到达环甲膜。时间至关重要

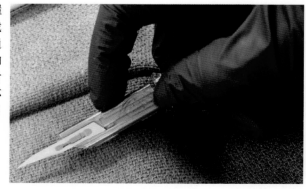

12. 将左手示指伸进气管以延伸膜部。
    （a）不要移开手指以免失去通气路径。
13. 放下手术刀。
14. 助手将探条递给操作者。
15. 用右手插入探条。将探条沿着左手示指深入气管内（图 18.2 和图 18.3）。
16. 换手，用左手握住探条。左手抵在患者颈部以维持稳定。
17. 用右手将 6.0 号的气管导管通过探条滑入气管，直到套囊进入气管内深入至刚好看不到的位置。
18. 移除探条。
19. 给套囊充气，测试通气效果。
20. 固定气管导管。

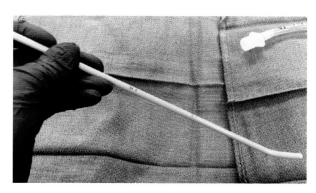

图 18.2　切开环甲膜，并使用手术钳或操作者的手指建立气道入口后，将探条插入

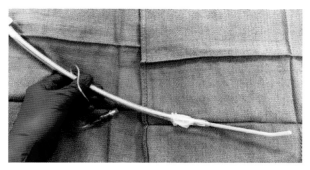

图 18.3　将气管导管套在探条上，以探条为引导，插入气管

并发症

1. 操作失败

2. 出血

3. 感染

4. 局部结构损伤：喉，血管，神经，食管，软骨，肌肉

5. 环状软骨骨折

6. 瘘管形成

7. 瘢痕形成

8. 缺氧

9. 死亡

经皮扩张环甲膜切开术

优点

穿刺套装不需要常规放在麻醉插管箱里

设备

1. 经皮扩张环甲膜切开包
   （a）引导针和注射器
   （b）导丝
   （c）扩皮器
   （d）气管造口管

2. 消毒棉签

3. 肩垫

4. 无菌手套

5. 面罩和眼贴

6. 记号笔

操作流程

1. 场景：不能插管，不能通气，外科医师无法即刻到场。

2. 寻求帮助。呼叫耳鼻喉科 / 创伤科 / 普通外科医师即刻到达现场。

3. 优化患者体位：伸展头部带动气管向前，拉伸颈部结构，便于操作。

　（a）使用水平肩垫。

4. 谨记：使用 Seldinger 技术（译者注：经皮穿刺技术）。

5. 触诊环状软骨和甲状软骨。确定中线。

　（a）如果时间允许，使用记号笔标明解剖结构。

　（b）确定环甲膜。

6. 将穿刺针和注射器成 90° 刺入皮肤。边进针边回抽注射器，以免不小心穿透气管。

7. 一旦回抽到空气，将针放平（针尖朝向足侧），并确保能继续回抽到空气。

8. 左手握住穿刺针，抵在患者的颈部以稳定左手。

9. 右手小心地将注射器与穿刺针断开。

10. 右手向穿刺针内送入导丝。

11. 移除穿刺针，并用左手握住导丝。

12. 用手术刀在穿刺处做一个垂直切口深入皮肤、皮下组织、肌肉及环甲膜。

13. 带着扩皮器向前推进气管导管，扩皮器向下弯曲的角度朝向患者足侧的方向。

14. 撤出扩皮器，继续推进气管导管。

15. 固定气管导管。

19. 喉罩

温馨 译 王晓宇 校

绝对禁忌证

1. 饱胃 / 高危误吸风险的患者
   - （a）妊娠
   - （b）肥胖
   - （c）糖尿病性胃瘫
   - （d）禁食水时间不足
   - （e）食管裂孔疝
   - （f）严重的胃食管反流疾病
   - （g）肠梗阻
2. 病态肥胖患者（非急救状态）
   - （a）口咽部的脂肪会使喉罩较难放置到正确位置，并且限制性肺参数（译者注：提示限制性通气障碍的呼吸系统参数）将导致通气困难
3. 口咽病变可能导致对位不良
   - （a）例如，下咽部 / 喉部放疗，口咽巨大肿物
4. 声门的手术需要直视声门

相对禁忌证

1. 手术时间过长

（a）没有一个确切的禁忌时间，通常是 2.5 ～ 3 h，主要取决于麻醉医生。

2. 俯卧位

（a）取决于麻醉医生对于俯卧位、侧卧位、手术台旋转 180° 等特殊体位下管理喉罩的经验，以及喉罩通气失败后排查故障或进行气管插管的能力。

适应证

1. 短小手术，以及通常对肌松没有要求但有些麻醉医生仍会使用肌松药的手术。

2. 为减少支气管痉挛、喉痉挛等发生风险尽量减少气道内操作。

（a）严重的哮喘，COPD。

3. 不能插管，不能通气的情况下建立气道。

喉罩的选择

表 19.1　常用喉罩类型的优缺点比较

喉罩类型	优点	缺点
经典型喉罩	"常规使用的"喉罩 覆盖全部小儿喉罩型号 密闭性良好 咽喉痛发生率低	插管时需使用专用喉罩
Unique 喉罩	一次性使用 不可重复利用	如果切断导管能使插管更容易 需要充分润滑管腔才能通过标准的气管导管，**或者**使用更细的经鼻 RAE 导管或纤维喉镜气管导管

（续表）

喉罩类型	优点	缺点
ProSeal 喉罩	软硅胶，减少对喉部的刺激，但在喉部易折叠 在气道压力 > 20 cmH$_2$O，甚至高达 30 cmH$_2$O 时，比经典喉罩更易密封气道 理论上对开放的声门密封性更好，而不会增加黏膜的压力 更利于正压通气 可通过经口置入胃管降低胃内压	不能通过标准光纤技术进行气管插管（管腔小） 必要时可以用 Aintree 导管辅助插管
可弯曲喉罩	适用于头颈部手术 通气管可以远离术区且保留密封性 柔韧的柄部可以降低呼吸回路的张力 钢丝加强的导管可以抵抗扭结和套囊移位	由于导管柔软导致放置困难 非理想的气管插管引导管（管腔小）
Cookgas 插管型喉罩	坚固，质硬，可能更易引起咽喉痛 更适合用于抢救及紧急情况使用，而非常规应用 最好的气管插管引导管 转接器易拆卸，手柄短而宽 管腔足够宽，易于通过气管导管	
Fastrach 插管型喉罩	质硬，呈生理弯曲 宽度足够容纳 8.0 号气管导管 保证声带上通路足够短 硬质手柄适宜单手插入 / 拔出 / 调整 在喉罩开口处有会厌提升板 有向中央和前方引导气管导管的斜坡，以减少杓状软骨损伤或插入食管的风险 可应用于盲探气管插管	必须使用专门的配件 气管导管转接器难以拆卸
Supreme 喉罩	符合口咽部自然弯曲，可以顺滑地置入 硬手柄，易于插入 有置入胃管的通路，可对胃内进行吸引 内置牙垫	不能通过气管导管（管腔直径小） 可使用 Aintree 导管辅助气管插管

操作流程

1. 准备喉罩（表 19.1）
   （a）用少量外科润滑剂或利多卡因乳膏涂抹润滑 LMA 罩体的外表面（滑向喉部后下方的一面）。
   （b）向喉罩的套囊中充 10 ～ 15 ml 的空气或者保持原样。
2. 备用的气道工具（表 19.2）
   （a）始终准备好喉镜、气管导管和琥珀胆碱（除非有禁忌证时，选择罗库溴铵）。
   （b）掌握紧急插管的适应证：喉痉挛，无法放置喉罩，急诊手术。
3. 诱导
   （a）优化患者体位（耳屏与胸骨呈一直线，头部伸展，胸部平坦）。
   （b）给予选择的诱导药物。
   （c）在喉罩置入前及患者自主呼吸恢复前，推荐使用极小剂量的芬太尼。
4. 确保患者的麻醉深度足够置入喉罩
   （a）眼睑 / 睫毛反射
   （b）下颌骨松弛
5. 喉罩置入技术
   （a）手指放入口中（临床常用但不推荐）
   　（i）　头部向后倾斜使头部伸展。
   　（ii）　右手放在磨牙上，像剪刀一样将嘴打开。
   　（iii）左手垂直向下插入喉罩，方向与地面垂直。
   　（iv）如果遇到阻力，左手向下推送喉罩柄，同时用右手手指（或压舌板，见下文）引导喉罩体向下到达咽喉部。
   　（v）　注意：如果计划把手指放进患者的口中，应确保配带双层手套并且保证患者处于深度麻醉状态。否则可能会被患者的牙齿划伤或者被患者咬伤。
   （b）拇指放于下颏
   　（i）　头部向后倾斜以使头部伸展。

（ii）左手拇指下拉患者下颏。

（iii）右手垂直向下插入喉罩，方向与地面垂直。

（iv）如果遇到阻力，左手向下推送喉罩柄，同时用右手手指（或压舌板，见下文）引导喉罩体向下到达咽喉部。

（c）剪刀手法，压舌板

（i）头部向后倾斜以使头部伸展。

（ii）右手放在磨牙上，呈剪刀样将嘴打开。

（iii）左手使用压舌板将舌头向前推，打开口咽腔。

（iv）右手垂直向下插入喉罩，方向与地面垂直。

（d）直接喉镜

（i）像正常插管一样使用直接喉镜暴露，然后用右手插入喉罩。喉镜可以把舌头完全挡到左侧，如果可能的话喉镜也放于中线偏左的位置。若喉罩型号较大，放气可以为其提供更多空间通过口咽入口处。

（e）放气并旋转

（i）将喉罩完全放气。

（ii）头部向后倾斜以使头部伸展。

（iii）用大拇指打开口腔，向下推下颏。

（iv）垂直向下插入喉罩，方向与地面垂直，喉罩的罩体朝向操作者。

（v）一旦喉罩的前端可能到达舌根且刚好到达咽后部，将喉罩旋转 $180°$ 使喉罩罩体向前。喉罩充气。

6. 将喉罩与呼吸回路连接。通过呼气末二氧化碳波形确认喉罩位置恰当。

7. 检查喉罩的密封压：

（a）将 APL 阀依次调到 $10 \rightarrow 15 \rightarrow 20 \rightarrow 25\ cmH_2O$ 来检查是否存在漏气。

（b）理想的密封压力是 $20\ cmH_2O$：确保在这一峰压下喉罩不会发生移位。

8. 固定喉罩。

9. 使用挥发性麻醉药。避免使用氧化亚氮，以降低胃胀和误吸的风险。是否有可靠数据支持？如果有数据支持则应遵循；如果只是意见水平，建议像"实践者"一样去验证它。

10. 维持自主呼吸，或者使用压力控制通气辅助呼吸。

11. 根据呼吸频率滴定芬太尼的用量。

排查喉罩故障

表 19.2   使用喉罩时常见的并发症，以及解决该问题的技术

场景	并发症	处理措施	
麻醉深度不足	咳嗽，屏气 喉痉挛 咳嗽/体动导致喉罩移位	使用丙泊酚加深麻醉 增加吸入麻醉药浓度 排除喉罩放置的问题	
喉罩漏气	喉罩罩体折叠，阻碍了气流通过	给喉罩充气并重新放置 可能需要提双侧下颌的操作来帮助喉罩对位良好	
张口困难	没有足够空间将喉罩置入口咽部	使用手指放在磨牙像剪刀一样将口腔打开 用压舌板将舌头抬起 拇指向下拉开下颌	
低潮气量不能通气，$ETCO_2$波形缺失	喉罩阻挡气流 喉罩位置不良 喉罩移位（低体重患者，外科医师的头颈部操作） 喉痉挛	初始操作	提醒外科医师 如果需要则呼叫帮助 提高吸入氧浓度到100% 尝试给患者手动通气
		如果不能通过喉罩手动通气	尝试通过提下颌及调节柄部来调整喉罩。目的是帮助向前提升舌/会厌，使其离开咽后壁 如果仍然不成功，则将喉罩完全拿出

（续表）

场景	并发症	处理措施
		移除喉罩后进行面罩通气	确保能够进行面罩通气（抬下颏，托举下颌，气道辅助设备，双手技术）
		如果能够进行面罩通气	再次尝试置入喉罩 如果成功，则继续手术 如果不成功，考虑气管插管
		如果不能进行面罩通气	喉痉挛风险高 使用正压通气，或使用丙泊酚和（或）琥珀胆碱解除喉痉挛 必要时紧急气管插管

20. 气管造口的故障排除

孟园园　译　段怡　王晓宇　校

已有气管造口管的注意事项

气管造口的适应证

气管造口管的常见并发症

气管造口患者心搏骤停时的气道和呼吸评估

气管造口管拔除后的通气和再插管

气管造口管的组成

固定翼（又称颈部锁扣）：可用扎带或者缝线通过固定翼固定气管造口管；固定翼上标有气管造口管的型号（4.0 号、6.0 号等）和种类（带套囊，无套囊；有侧孔，无侧孔；XL）。

外套管：气管造口管插入气管内的主体部件；单腔套管仅有 1 个外套管；双腔套管包含有外套管和内套管。

内套管：双腔套管包含外套管和内套管；内套管可以取出进行清洗，或者直接更换以便清理分泌物；使用双腔套管时，呼吸回路需要连接在内套管上。

管轴：标准成人气管造口管长度为 75 mm；对于颈粗的患者，可以使用加长的气管造口管（XL＝加长型，分为近端加长型或远端加长型）。（译者注：远端加长型可用于低位气管狭窄或软化的支撑，而近端加长型适用于气道造口较长的肥胖患者。）

套囊：对于需要人工通气或者吞咽功能较差的患者，对套囊充气以封闭造口管外周的气道；通过指示球囊，我们可以了解气管造口管有无套囊，以及套囊是否充气。

套管管芯：又称导引管芯；用于辅助气管造口管的放置；使用时，先取出内套管而后置入套管管芯；管芯头端圆钝，有助于减轻造口管置入时的组织损伤；造口管放置完成后即可拔出套管管芯，更换为内套管。

清醒患者如何更换气管造口管？

1. 明确相关病史及信息，包括气管造口的原因和造口管的型号（表 20.1 和表 20.2）。
2. 尝试对气管造口管进行故障排除，同时鉴别造口管无法正常使用的可能原因（表 20.3 和表 20.4）。
3. 如果确定更换气管造口管，建议在最安全的环境中进行操作。如条件允许，首选在手术室内进行，尤其在对气管造口术不熟练时。如果患者情况不稳定且时间不允许，则可在次优的环境中进行操作，如重症监护室或病区床旁（表 20.5）。
4. 通知 ENT 和（或）创伤外科。

表 20.1　气管造口管故障排除的关键信息清单

患者为何进行气管造口术？	呼吸因素	呼吸暂停 不规则呼吸 有自发通气，但需要正压辅助
	神经因素	脑卒中 ICP 升高 颅脑损伤 脊髓损伤 神经肌肉疾病，瘫痪／虚弱
	耳／鼻／喉因素	气管或喉部手术的术后过渡 气道解剖异常
患者气管造口管是什么类型？	尺寸	成人：6.0 号，7.0 号，8.0 号
	长度	常规
	加长	前-后加长型（译者注：近端加长型）（如：肥胖患者） 头-尾加长型（译者注：远端加长型）（如：身材较高的患者）
	套囊	带套囊：外部可见指示球囊 不带套囊：正压通气时会漏气 即使拟保留患者的自主呼吸，仍强烈建议更换为带套囊的 ETT 或者气管内导管。一旦自主呼吸消失，无套囊 ETT 无法通气的风险极高
	侧孔	目的：允许发声。空气经气管造口管进入气道，部分空气通过侧孔溢出，经过声带，从口腔排出，进而发声 部分空气会从口鼻泄露 外套管的侧孔需要通过置入无侧孔的内套管来封堵
	双腔	外套管自动留置 大部分回路仅与内套管连接 注意：并非所有患者床旁都有内套管。此时，可以使用新气管切开工具包中的套管

（续表）

	语音阀		为单向阀，空气可经阀门进入气管造口管，但不能流出 如果不慎在套囊充气的状态下通气，会导致肺反复充气但不能排气→气压伤，容量伤 必须在套囊放气后才能通气 不适用于正压通气患者
	套管管芯		用于保持造口通畅的塑料或金属管 不用于通气
造口建立了多久？	＜1周		新生肉芽组织较少 注意：如果气管造口管移位，很难通过原造口再次插入气管造口管
	＞2～3周		肉芽组织形成良好 通过旧造口可比较容易地再次置入气管造口管；形成假性气道的风险较低
患者的气道解剖是否正常？	喉部正常		麻醉医师需要了解： 1. 患者可以进行面罩通气吗？ 2. 患者可以通过直接喉镜经口/鼻插管吗？ 3. 颈部气管造口是患者唯一的气道通路吗？
	喉部异常	气管切除术后 喉切除术后	
其他气管造口术相关设备的功能是否正常？	气管-食管组件 语音阀 加湿装置 套管管芯		允许发声 加热空气 在患者经口/鼻通气时维持造口

5. 目标：更换无套囊的气管造口管为常规气管造口管。全身麻醉时，使用无套囊气管造口管有潜在风险。

6. 术前宣教：与患者谈话，告知操作内容以缓解其焦虑情绪。

7. 术前用药：

　（a）缓解焦虑：咪达唑仑 1～2 mg

　（b）预防呛咳：芬太尼 25～50 μg

表 20.2 患者留置气管造口管的短期和长期适应证

短期		长期	
保护上呼吸道	头 / 颈部创伤	长期机械通气	脊髓损伤
	大量液体复苏		脑损伤：脑卒中，ICH
	烧伤		神经肌肉疾病
	不能插管，不能通气		不可逆的呼吸暂停 / 低通气
	OR 或床旁紧急情况	经皮（通常由呼吸治疗师、重症医师完成）	气道解剖结构的不可逆改变（气管切除术，喉切除术）
		狭缝式	
		皮瓣（安全性更高的造口）	
机械通气撤机	短期内可撤机，疾病病程有限		

表 20.3 原位气管造口管与留置时间相关的常见并发症

即刻	出血 气道失控（移位，无法重新置入气管造口管）
短期	阻塞（软组织，栓子，分泌物 / 黏液） 气管造口管完全或部分移位
长期	气管软化 气管狭窄 造口愈合相关问题 人工气道装置：阻塞，移位

（c）减少气道分泌物：格隆溴铵 0.1 ～ 0.2 mg

8. 常规 ASA 监护。

9. 体位：

（a）肩下放置肩垫，延展颈部和肩部

（b）使气管前移

10. 嘱患者通过口鼻进行单纯面罩通气，10 L/min。

11. 将现有气管造口管与呼吸回路连接，同时可弯曲支气管镜就位。维持患者自主呼吸。

表 20.4　无功能气管造口管的评估和处理流程

初步评估	呼叫帮助			迅速响应或者启动蓝色代码（译者注：医院的紧急代码，用来描述患者的危急状态。如果患者出现心搏骤停、呼吸问题或任何其他医疗紧急情况，医院工作人员就可能会呼叫蓝色代码。） ENT，创伤科 / 普外科 纤维支气管镜	
	病史			气管造口的原因？ 气管造口管的类型？ 造口的时间？ 目前 ENT 的解剖结构？ 气管造口管依赖程度？ 困难插管？	
	体格检查			视诊、听诊和触诊	
自身气道是否通畅?	否	不能经口或鼻插管	是	可以面罩通气	
		不能面罩通气		可以经鼻、口或颈部插管	
		颈部是唯一的气道通路			
患者是否有自主呼吸？	否	气道是否通畅，可否使用呼吸球囊进行面罩通气	是	进行面罩给氧和经气管造口管给氧	
				优化患者体位——垫肩，床头抬高	
		评估气管造口是否通畅		如果气道通畅，予以辅助操作	抬颏 托举下颌 鼻咽通气道 口咽通气道
				评估气管造口是否通畅	

（续表）

气管造口管的通畅性？	将气管造口管与 Mapleson 回路相连	如果患者存在自主呼吸，可观察到呼吸囊的运动		
		如果患者呼吸停止，轻柔地给予小潮气量进行测试[a]。如果存在阻力，应立即停止		
	是否有辅助导管装置？	移除　堵管帽 　　　套管管芯 　　　使用不当的语音阀 　　　加湿器		
	内套管？	移除 检查有无阻塞（血块，黏液栓） 清理后再次插入		
	能否置入吸引管？	否	如果存在抵抗立即停止，避免造成创伤或假性气道 尝试调整气管造口管的角度，置入角度不当可能会导致造口管开口正对气管后壁；套囊过度充气也可能导致吸引管无法置入	是	气管造口管通畅 吸引 考虑部分阻塞的可能 条件允许时，使用 FOB 进一步检查 继续通过气管造口管进行通气
	气囊放气	可通气	气管造口管部分阻塞或移位 继续使用气管造口管进行通气	不可通气	移除气管造口管[b] 继续通过面部和造口给氧

[a] 在评估气道通畅性时，应谨慎使用手法通气。若气管造口管移位，暴力通气可导致皮下气肿，可能引起急性气道阻塞并导致颈部气道条件恶化。只有在确认气道安全后，才能积极使用手法通气进行复苏。

[b] 当患者属于困难插管或者困难气管造口管置入时，操作者可能犹豫是否移除气管造口管。但是，在患者体内保留一个无功能的气管造口管是无用且有害的。如果患者病情恶化，不要延迟移除已阻塞或者移位的气管造口管。注意：如果气管造口管在气管中，但需要更换，应使用换管器

表 20.5   气管造口管拔除后恢复通气和再次插管的技术

	通气		再次插管	
如果上呼吸道通畅	面部面罩通气[a]	抬颏	经口插管	评估是否存在困难插管
		托举下颌		置入未切割的 ETT，并推进至造口远端
		鼻咽通气道		
		口咽通气道		
		使用湿纱布或者 Tegaderm 透明敷料堵住气管造口		
	造口处面罩通气[b]	儿童尺寸的面罩	经造口插管	优化患者体位：垫肩，手臂贴于身体两侧，头后仰；使气管前移
				新气管造口管应与原管大小相同或更小
		儿童尺寸的 LMA		如果先前的气管造口管太短，且管腔被软组织堵塞，应考虑更换 XL（加长型）号的气管造口管
		尽量减少口鼻处的漏气	成人通常使用 6.0 号	常规 ETT
				喉屈 ETT（符合颈部自然曲度，右主支气管插管风险较低）
		置入 LMA 并封堵近端部分		加强 ETT（柔软，可弯曲，符合颈部曲度）
		使用纱布或 Tegaderm 透明敷料封闭口鼻		首先考虑置入导管：Aintree 管，FOB 镜，Bougie，换管器
				经造口盲探插管有造成创伤和假性气道的风险
如果上呼吸道不通畅	无法经面罩通气无法经口 / 鼻插管因为气管和食管间不相通，所以无误吸风险		造口处面罩通气[a]（见上）经造口插管（见上）使用 FOB 评估气管和造口情况ENT 医师协助	

[a] 目的是维持氧合和通气，插管不是必需的。通过气管插管或者气管造口插管建立安全气道是一种理想情况，但不是必要措施。建立安全气道的主要优势是降低误吸风险。在建立安全气道前，优先保证通过面罩给予有效的氧合和通气。有效的面罩通气和氧合可以为更好的设备和人员准备（如 ENT 外科医师、纤维支气管镜、OR 人员）争取时间

12. 置入纤维支气管镜。使用不含防腐剂的利多卡因对气道进行局部麻醉，同时推进 FOB。评估造口和气道情况（如肉芽组织、黏液、出血、梗阻）。

13. 如果气管情况良好，取出 FOB。

14. 在造口 / 现有气管造口管周围进行局部麻醉。

　　（a）1% ～ 2% 利多卡因置于连接 25 G 针头的注射器中。

　　（b）将气管造口管向一侧倾斜，使皮肤和气管造口管之间留出缝隙。将局麻药滴入该区域，连接注射器的留置针更方便操作。环造口区周围重复局麻操作。

　　（c）目标：防止患者将新的气管造口管咳出。

15. 将 Aintree 导管随 FOB 插入现有气管造口管中。

16. 纤支镜前端距隆嵴 2 cm 时，将 Aintree 导管沿 FOB 方向继续推进，取出 FOB。

17. 将旧气管造口管沿 Aintree 导管退出，从颈部移除。

18. 将新的气管造口管或者气管内导管沿 Aintree 导管置入颈部。

19. 新的导管就位后，移除 Aintree 导管。

20. 通过新的导管确认通气。

21. 固定新导管。

　　（a）气管造口管——使用 Velcro 捆绑带。

　　（b）气管内导管——使用 Tegaderm 透明敷料或者缝线固定。

21. 超声引导下外周静脉穿刺

孟园园　译　段怡　王晓宇　校

设备

1. 带线阵探头的超声机器，耦合剂
2. 不同长度和管径的血管留置针（图 21.1）
   （a）1.25 英寸
   （b）3 英寸
3. 止血带
4. 纱布（非无菌）

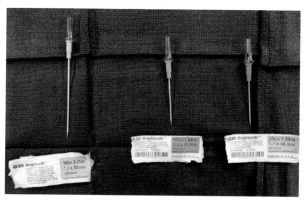

图 21.1　BD 血管留置针的图片：（左）16 G×3.25 英寸；（中间）18 G×1.88 英寸；（右）20 G×1.88 英寸

5. 酒精纱球

6. 冲洗盐水和静脉输液管路

7. ＋/－导丝

操作步骤

1. 确定目标血管（如贵要静脉）。

2. 将止血带结扎在血管近心端，靠近腋窝处。

3. 将患者手臂外展，手心向上，外旋以暴露上臂内侧。

4. 首先明确静脉位置，向上、向下探查以确定分叉前静脉主干的长度。探查静脉近心端和远心端的走行。

    （a）常见错误：在有静脉分叉或者静脉瓣的位置置管。此时，可以见到静脉回血但是导管无法通过静脉瓣或者分叉处。

5. 注意避开肱动脉。

6. 确定穿刺路径处皮下组织的深度。

    （a）偏瘦的患者：可使用标准的 1.25 英寸动脉留置针。

    （b）静脉较短：使用较短的 1.25 英寸血管留置针。

    （c）水肿、肥胖的患者：使用较长的 3 英寸血管留置针。

7. 确定置管方式（见下文）。

短轴视图：直接置入法

1. 左手持超声探头，使超声束与静脉走行垂直。

2. 获取血管短轴视图。

3. 右手执笔式持血管留置针，以 30°～45°角穿刺。

4. 观察针尖进入血管管腔。

5. 当针尖位于管腔内（理想情况为位于管腔中心）时，确认留置针内有回血。

6. 放平针尾。

7. 确认回血仍通畅。

8. 将超声探头置于一旁。

9. 右手继续持针。

10. 左手将导管沿针芯推进, 置入静脉。

11. 导管置入过程应顺滑。如遇阻力, 避免强行置管。

短轴视图: 逐次进针法

1. 左手持超声探头, 使超声束与静脉走行垂直。

2. 获取血管短轴视图。

3. 右手执笔式持针, 以 30° ~ 45° 角穿刺。

4. 观察针尖进入血管管腔。

5. 针尾放平。

6. 将超声探头向近心端移动 1 ~ 2 mm。

7. 继续进针, 保持针尖在管腔内。

8. 重复步骤 6 和步骤 7 至大部分导管都处于血管腔中。

9. 将超声探头置于一旁。

10. 将导管沿针芯推进置入静脉中。

11. 取下止血带, 连接输液, 确保输液通畅。

长轴视图

1. 左手持超声探头, 使超声束与静脉走行平行。

2. 获取血管长轴视图。

3. 右手执笔式持针, 以 30° 角穿刺。

4. 推进针尖进入到静脉管腔内。

5. 放平针尾, 继续推进针尖。

6. 直视观察到针尖在管腔内推进, 必要时调整进针角度。

7. 大部分导管进入静脉后, 将超声探头置于一旁。

8. 右手继续持针。

9. 左手将导管剩余部分沿针芯推进置入静脉中。

10. 取下止血带，连接输液，确保输液通畅。

穿透法

1. 警告：该方法存在血肿风险，建议作为最后的穿刺手段。该方法并非绝对安全，也不是理想的穿刺方法。

2. 左手持超声探头，使超声束与静脉走行垂直。

3. 获取血管短轴视图。

4. 右手执笔式持针，以 30°～ 45°角穿刺。

5. 观察到针尖进入血管管腔。

6. 确认套管针内有回血。

7. 保持当前角度，继续进针直至穿透血管对侧管壁。

8. 将超声探头置于一旁。

9. 改为左手持针。

10. 右手退出针芯。

11. 缓慢后退导管，直至导管内再次出现回血。

12. 右手将导丝经导管置入静脉管腔内。

13. 左手将导管沿导丝推进置入血管内。

14. 取下止血带，连接输液，确保输液通畅。

22. 如何寻找外周静脉

孟园园　译　段怡　王晓宇　校

适用场景

1. 无超声可用
2. 儿科患者
3. 水肿患者
4. 皮下组织层厚
5. 深色皮肤
6. 静脉不可见

可"盲探"部位

1. "内静脉"：手腕侧面或前臂远端。
2. 腕前区：此处静脉细小，建议置入 22 G 的外周静脉输液通路（PIV）进行诱导。待患者入睡后，再寻找更粗大的静脉。
3. 肘前窝。
4. 隐静脉：下肢放松，髋关节外旋。使足远端下垂，内踝向前。穿刺部位位于内踝向前、向上各 1 cm 处。
5. 手的第 4 和第 5 掌骨之间。
6. 手的第 3 和第 4 掌骨之间。

7. 此外，不要忘记探查颈外静脉。在一些无法找到外周静脉穿刺点的患者中，颈外静脉可能较易显现。

操作步骤

1. 45°角进针。
2. 从中间向两侧扇形探查，缓慢穿刺及回退。
3. 见到回血后，停至进针，放平针尾后继续推进 1 ～ 2 mm。
4. 将导管沿针芯推进置入静脉。

23. 无超声引导的锁骨下中心静脉置管

孟园园　译　段怡　王晓宇　校

设备

1. 中心静脉套件
    （a）引导针及其注射器
    （b）导丝
    （c）测压导管和管路
    （d）导管（如 Cordis 导管，双腔管，三腔管）
    （e）刀片
    （f）缝线
2. Biopatch 敷料（译者注：一种抗微生物敷裹，可用于降低导管相关感染）
3. Tegaderm 透明敷料
4. 无菌纱布
5. 无菌冲洗盐水
6. 导管帽（如，鲁尔接口锁帽，三通阀）

选择穿刺侧

以下操作步骤以左侧锁骨下中心静脉置管为例（表 23.1）。

表 23.1　左侧和右侧锁骨下中心静脉置管的区别

左侧	右侧
较常见	较少见
左锁骨下静脉直达 SVC	右锁骨下静脉与 SVC 之间形成锐角
导丝不太可能置入左侧颈内静脉或右侧无名静脉	导丝可能置入右侧颈内静脉或左侧锁骨下静脉

体位

1. 将一块垫巾卷成圆筒状并用胶带固定。
2. 将垫巾置于患者肩背部下方，正中垂直放置。
3. 颈部伸展，肩部向两侧放松。
4. 暴露胸部，并调整体位使锁骨下静脉更贴近体表。
5. 操作者站于患者左侧，面向患者。

适应证

1. 锁骨下中心静脉穿刺并不常见。
2. 总的来说，很少在无超声引导时行中心静脉穿刺置管。
3. 无菌度比较：锁骨下静脉＞颈内静脉＞股静脉。
4. 神经外科患者或者 ICP 升高的患者禁止行颈内静脉置管，因其可能会阻碍脑静脉回流。

风险

1. 气胸
　（a）使用 100% 的吸入氧浓度。
　（b）置管过程中减小潮气量以降低气胸风险。

2. 出血

 （a）锁骨下静脉和锁骨下动脉固定于软组织之间。

 （b）如果意外穿刺到锁骨下动脉，很难对动脉进行直接压迫。

3. 感染

操作步骤：无超声引导

1. 触诊胸骨切迹和锁骨外侧端。

2. 确认锁骨中线。

3. 沿锁骨中线，将左手示指和中指置于锁骨下方 1 cm 处。此处为穿刺点。

4. 右手持引导针及其注射器，同时手指持续回抽注射器活塞杆。

5. 针尖尽量放平，角度 < 30°，朝向胸骨切迹。

 （a）**避免进针角度过大。**

 （b）**进针角度越大，气胸风险越高。**

6. 用左手示指和中指向下按压针头，时刻谨记尽可能放平穿刺针。

7. 进针直至有回血。

8. 如果触碰到骨骼，可能是锁骨。缓慢绕过锁骨，向内向下调整进针角度，直至穿刺到静脉。

9. 锁骨下动脉位于锁骨下静脉深处。有时可能穿过静脉进而穿破动脉。这种情况下，回退穿刺针直至有静脉回血。

10. 一旦有回血，抽拉注射器活塞杆，确保回血顺畅。

11. 慢慢地分离注射器和引导针。

12. 确保无搏动性的血液涌出。

13. 将导丝缓慢穿过引导针。

14. 沿导丝退出引导针。

15. 将测压导管沿导丝置入锁骨下静脉。

16. 从测压导管内抽出导丝。

17. 连接测压导管和测压管路。

18. 将测压管路下垂，在重力作用下使液体充满管路。

19. 管路充满后，立即抬高管路。**避免**管路持续充盈。

   （a）液柱的高度即表示压力，单位 cmH_2O。将高度值除以 1.36，即 mmHg*。

20. 断开测压管路。

21. 将导丝置入测压导管中。

22. 抽出测压导管。

23. 用刀片在皮肤上划一小口。

24. 沿导丝旋转置入中心静脉导管（如 Cordis 导管，双腔管，三腔管）。

25. 抽出导丝。

26. 连接冲洗盐水，确保所有导管口均能回抽出血液且能无阻力冲管。

27. 连接鲁尔接口锁帽或三通阀。

28. 使用缝合线固定中心静脉管路。

29. 用 Biopatch 敷料或 Tegaderm 透明敷料固定。

* 转换系数：汞（Hg）的密度是水（H_2O）的 13.6 倍，10 mm = 1 cm。cmH_2O/1.36 = mmHg。

提示

1. 尽量保持针平行于地面。

2. 静脉穿刺时，避免将针立起。

3. 探查静脉时，用左手示指、中指和无名指下压针体，以将针推向深处并绕过骨骼。

4. 放置任何中心静脉导管时，时刻关注监护仪有无 PVCs（室性期前收缩）和异位心律。

5. 左束支传导阻滞的患者，在右心受刺激后可出现右束支传导阻滞，从而出现完全性心脏阻滞和心脏停搏。

如何拉直导丝?

1. 通常导丝通过鞘管和引导针置入。
2. 有时因反复尝试或者意外移位，导丝可能从管鞘和（或）引导针中脱出。
3. 导丝是由绕在中心线芯上的线圈组成。
4. 为了单手拉直 J 形导丝，可以用手掌和第 3、4、5 手指固定导丝近端。
5. 用拇指和示指在距离 J 形导丝尖端 5 cm 处捏住导丝并拉出，拉紧导丝，这样可以拉直导丝以便置入。

24. 无超声引导的颈内中心静脉置管

孟园园　译　段怡　王晓宇　校

选择穿刺侧

体位

- 仰卧位。
- Trendelenburg 体位——头低——充盈颈内静脉（IJ）。
- 头部轻微转向对侧，以便暴露 IJ 和确定体表标志。避免头部过度旋转，该动作会使 IJ 位于颈动脉正上方，增加意外颈动脉穿刺的风险（表 24.1）
- 在肩胛骨下方垫软垫，抬高肩部以延展颈部。

表 24.1　颈内中心静脉置管的穿刺侧选择

右侧	左侧
较常用，尤其拟行 Swan-Ganz 导管置入时	较少用
从右侧 IJ 到 SVC 和 RA 的路径更短且直	从左 IJ 到 SVC 和 RA 的路径更长且迂曲。导丝更可能置入右锁骨下或右 IJ

IJ，颈内静脉；SVC，上腔静脉；RA，右心房

体表标志

1. 触诊胸骨切迹和锁骨。
2. 触诊颈动脉，该动脉位于颈内静脉内侧。
3. 确认胸锁乳突肌的胸骨头和锁骨头。
   （a）胸骨头位于胸骨切迹的近侧和外侧。胸锁乳突肌为条索状且富有弹性的肌肉。
   （b）用记号笔标记上述体表标志。
4. 沿着胸锁乳突肌的胸骨头和锁骨头向近端追踪，直至两股肌肉形成 V 字形。V 字形的顶点即目标穿刺点。

操作步骤

1. 设备：中心静脉套件
   （a）试穿针及其注射器
   （b）引导针及其注射器
   （c）导丝
   （d）测压导管和管路
   （e）导管（如 Cordis 导管、双腔管、三腔管）
   （f）刀片
   （g）缝线
   （h）Biopatch 敷料
   （i）Tegaderm 透明敷料
   （j）无菌纱布
   （k）无菌冲洗盐水
   （l）导管帽（如鲁尔接口锁帽、三通阀）
2. 根据体表标志定位穿刺点（见上）。
3. 皮肤消毒、铺巾。
4. 试穿针连接注射器，以 30°～ 45° 角进行穿刺，持续抽拉活塞杆保持注射器负压。针尖朝向同侧乳头。

（a）针尖朝外，可避免颈动脉穿刺。

（b）如果穿刺到颈动脉，拔出试穿针，按压穿刺点 3 ～ 5 min。

5. 从内到外扇形试穿，直至可以顺畅地回抽出暗色血液。

6. 小心地换用左手持试穿针及其注射器。左手可以患者身体为支撑以固定针体，尽量避免针尖移动。

7. 右手拿引导针及其注射器。

8. 紧贴试穿针，在其 1 点钟方向刺入引导针及其注射器，同样以 30° ～ 45° 角度进针，针尖朝向同侧乳头。

9. 进针同时回抽注射器活塞杆，直至回抽到暗色血液。

10. 更换为左手握持引导针及其注射器。

11. 拔出试穿针及其注射器。

12. 右手轻轻断开引导针及其注射器。左手原位固定引导针。

13. 确保无搏动性血液涌出。

14. 将导丝顺滑地置入引导针。

15. 沿导丝退出引导针。

16. 沿导丝置入测压导管。

17. 抽出导丝。

18. 仔细地连接测压管和测压管路。

19. 将测压管路下垂，在重力作用下使液体充满管路。

20. 管路充满后，抬高管路。避免管路持续充盈。

（a）液柱的高度即表示压力，单位 cmH_2O。将高度值除以 1.36，即 $mmHg$*。

21. 断开测压管路。

22. 将导丝置入测压导管中。

23. 抽出测压导管。

24. 用刀片切开皮肤。

25. 沿导丝旋转置入中心静脉导管（如 Cordis 导管、双腔管、三腔管）。

26. 抽出导丝。

27. 连接冲洗盐水，确保所有管腔均能回抽血液且能无阻力冲管。

28. 连接鲁尔接口锁帽或三通阀。

29. 缝合固定中心静脉管路。

30. 用 Biopatch 敷料或 Tegaderm 透明敷料固定。

* 转换系数：汞（Hg）的密度是水的 13.6 倍，10 mm ＝ 1 cm。$cmH_2O/1.36 ＝ mmHg$。

25. 无超声引导的股动 / 静脉置管

孟园园　译　段怡　王晓宇　校

经股中心静脉置管的适应证

1. 通常来说，与锁骨下和颈内中心静脉置管相比，经股中心静脉置管无菌性最差，不是理想的置管部位。
2. 存在锁骨下中心静脉置管的禁忌证：锁骨骨折，解剖异常导致的置管困难，体型异常。
3. 存在颈内中心静脉置管禁忌证：使用颈托，ICP 升高 / 神经外科手术。
4. 无法建立颈部 / 胸部血管通路：ENT 或神经外科手术的术中置管，CPR 期间不间断胸外按压时。

经股动脉置管的适应证

1. 无法通过较小的动脉（如，桡动脉、肱动脉或足背动脉）建立通路
2. 预料到的小的外周动脉搏动消失
   （a）血管麻痹
   （b）心肺转流期间的循环停止

患者体位

- 仰卧伸腿位或者髋关节外展的蛙腿位均有助于穿刺。垫高髂后上嵴，伸展髋关节可改善穿刺条件。
- 穿刺部位平坦。
- 如果患者体型肥胖，用胶带将皮肤拉开以暴露腹股沟区，形成平坦的穿刺区域。皮肤皱褶会干扰体表标志的识别。

股动脉置管

1. 设备：股动脉穿刺包
   （a）引导针
   （b）＋／－注射器
   （c）导丝
   （d）导管
   （e）缝线
   （f）刀片
   （g）Biopatch 敷料
   （h）Tegaderm 透明敷料
   （i）无菌纱布
   （j）无菌手套
   （k）大号的洗必泰（氯己定）消毒棒
   （l）无菌冲洗盐水和连接管路
2. 识别体表标志：腹股沟折痕，耻骨联合和髂前上棘（ASIS）。
3. 在 ASIS 和耻骨联合之间画一条假想线。
4. 穿刺点在腹股沟折痕下方，ASIS 和耻骨联合连线正中。
5. 用左手示指和中指触诊股动脉搏动。
6. 想象神经血管束：
   （a）外侧 -N-A-V-E-L- 内侧，"NAVEL 朝肚脐（navel）"。

（b）外侧 -Nerve（神经）-Artery（动脉）-Vein（静脉）-Empty（空）-Lymphatics（淋巴管）- 内侧。

7. 穿刺点：可触摸到脉搏搏动的地方。

8. 角度：

（a）右手持引导针，带或不带注射器，以 30° 角扎入皮肤。

（b）沿动脉路径进针，针尖朝向肚脐。

（c）对于体型较大，或皮下组织较多的患者，进针角度可以更陡一些。

9. 从内到外扇形试穿，直至可见鲜红色血液，呈搏动性涌出。

（a）如果穿刺到静脉，将针退至皮下，朝外调整针尖后再次进针。轻微调整即可。

（b）如果仅使用引导针穿刺，进针直至看到从针尾涌出搏动性的血液。如果血液为缓慢滴出，则引导针针尖可能未完全进入股动脉管腔内。

（c）如果使用连接注射器的引导针穿刺，应持续回抽活塞杆，直至鲜红色血液顺畅地充满注射器。

10. 小心更换为用左手持针。可以患者身体为支撑用左手固定针体。

11. 右手将导丝穿过引导针。全程应无阻力轻松通过。

12. 沿导丝退出引导针。

13. ＋ / －用刀片在皮肤上做一个小切口。

14. 沿导丝推进置入导管。

15. 使用缝线、Biopatch 敷料或 Tegaderm 透明敷料进行固定。

股静脉置管

1. 设备：中心静脉穿刺包

（a）引导针及其注射器

（b）导丝

（c）测压导管和管路

（d）导管（如 Cordis 导管、双腔管、三腔管）

（e）刀片

（f）缝线

（g）Biopatch 敷料

（h）Tegaderm 透明敷料

（i）无菌纱布

（j）无菌冲洗盐水

（k）导管帽（如鲁尔接口锁帽、三通阀）

2. 识别体表标志：腹股沟折痕，耻骨联合和髂前上棘（ASIS）。

3. 在 ASIS 和耻骨联合之间画一条假想线。

4. 穿刺点在腹股沟折痕下方，ASIS 和耻骨联合连线正中。

5. 用左手示指和中指触诊股动脉搏动。

6. 想象神经血管束：

（a）外侧 -N-A-V-E-L- 内侧

（b）外侧–神经–动脉–静脉–空–淋巴管–内侧

7. 穿刺点：动脉搏动内侧 1 ～ 1.5 cm。

8. 角度：

（a）以 30° 角将引导针及其注射器扎入皮肤，持续回抽注射器活
　　塞杆。

（b）沿血管路径进针，针尖朝向肚脐。

（c）对于体型较大，或皮下组织较多的患者，进针角度可以更陡
　　一些。

9. 从内到外扇形试穿，直至可轻易回抽出暗色血液。

10. 轻轻将注射器与引导针断开。

11. 确保无搏动性血液涌出。

12. 将导丝顺滑地置入引导针。

13. 沿导丝退出引导针。

14. 沿导丝置入测压管。

15. 抽出导丝。

16. 连接测压管和测压管路。

17. 将测压管路下垂，在重力作用下使液体充满管路。
18. 管路充满后，抬高管路。避免管路持续充盈。
　（a）液柱的高度即表示压力，单位 cmH_2O。将高度值除以 1.36，即 mmHg*。
19. 断开测压管路。
20. 将导丝置入测压导管中。
21. 抽出测压导管。
22. 用刀片切开皮肤。
23. 沿导丝旋转置入中心静脉导管（如 Cordis 导管、双腔管、三腔管）。
24. 抽出导丝。
25. 连接冲洗盐水，确保所有管腔均能回抽出血液且能无阻力冲管。
26. 连接鲁尔接口锁帽或三通阀。
27. 缝合固定中心静脉管路。
28. 使用 Biopatch 敷料或 Tegaderm 透明敷料固定。

* 转换系数：汞（Hg）的密度是水的 13.6 倍，10 mm = 1 cm。cmH_2O/1.36 = mmHg。

26. 如何组装动脉测压管路

孟园园　译　段怡　王晓宇　校

设备

1. 压力袋
2. 500 ml 的袋装生理盐水
3. 压力管路＋／－ vamp（译者注：静脉／动脉血液管理保护管路）
4. 压力换能器电缆和监护仪

操作步骤

1. 按压 vamp，充分排气（图 26.3）。
2. 将压力管路的头端扎入 500 ml 生理盐水袋（图 26.1、图 26.2、图 26.4）。
3. 挤压管路上的滴壶，使滴壶填充生理盐水。
4. 将生理盐水置于压力袋中。
5. 拉动压力管路上的卡舌，使生理盐水完全填充回路。确保管路内的所有空气都排空。
6. 向压力袋内充气，直至显露绿线（图 26.5）。
7. 连接压力管路与压力换能器。
8. 打开监护仪。

图 26.1   准备好的动脉测压管路

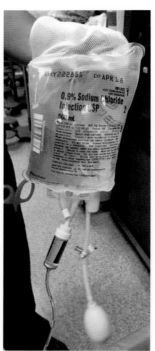

图 26.2   示范：通过拉
动换能器上的卡舌冲洗
测压管路

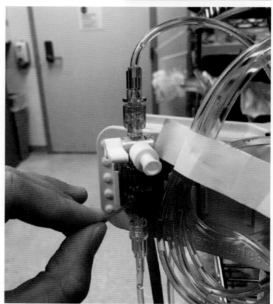

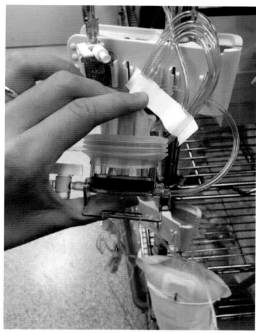

图 **26.3**　预充管路前，完全关闭 vamp 以确保没有气泡

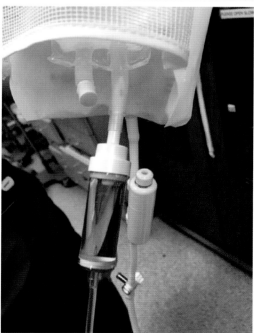

图 **26.4**　确保滴壶充液完全，没有空气

图 26.5　压力袋加压
至绿线显露

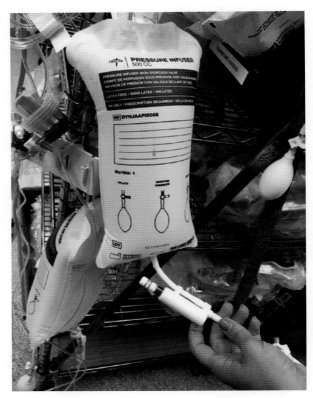

9. 旋开换能器的单通阀盖。

10. 将单通阀旋至患者端。

11. 点击监护仪上的"ABP 调零"或"ART 调零"。

12. 完成调零后，拧上单通阀盖，并将单通阀旋至大气端。

13. 进入待用状态。

27. 桡动脉置管

胡健　郭梦倬　译　段怡　王晓宇　校

适应证

- 连续、实时监测动脉血压
- 血流动力学不稳定
- 滴定正性肌力药及血管收缩药的使用剂量
- 频繁采集血样
- 频繁动脉血气分析
- 所使用的呼吸机存在显著缺陷

禁忌证

- 置管位置不应影响远端循环
- 避免在侧支循环差的位置（如雷诺病、血栓栓塞性脉管炎、末梢动脉）置管
- Allen 试验：验证桡动脉和尺动脉间的侧支循环是否良好：效果存在争议
- 穿刺部位存在感染
- 穿刺部位近端有外伤

组合式桡动脉置管套件所需设备

1. 无菌手套
2. 蓝色无菌单
3. 冲洗盐水及含单通阀的输液管
4. 托手架
5. 垫手卷：纱布卷、蓝毛巾卷、胶带卷、泡沫垫
6. 无菌纱布
7. 小支的 ChloraPrep（译者注：ChloraPrep，葡萄糖酸氯己定 20 mg/ml 和异丙醇 0.7 ml/ml）
8. 胶带
9. Tegaderm 透明敷料
10. Bipoatch 敷料
11. 含 1% 利多卡因的皮试针（适用于清醒患者）
12. 20 G 的血管留置针或 Arrow 穿刺针（依个人偏好而定）
13. 导丝（依个人偏好而定）
14. 托盘车或 Mayo 立式托盘
15. 动脉换能器

操作步骤

1. 触诊双侧桡动脉搏动。
2. 若无置管禁忌证，优先选择脉搏搏动较强侧的手臂。
3. 将无创血压袖带移到置管对侧的手臂，以便操作时仍能测量无创血压；若必须位于同侧，则应减少测量频率。
4. 将患者手臂置于托手架上并在前臂下方放置垫手卷（图 27.1 和图 27.2）。
   （a）垫手卷应置于手腕下方，使腕部伸展。
   （b）托手架远端的约束带应越过大鱼际肌，以伸展拇指。

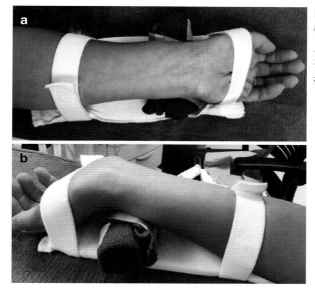

图 27.1　（**a/b**）将前臂和手腕置于托手架上，手腕下方放置垫手卷以伸展腕部，拇指上方用约束带固定

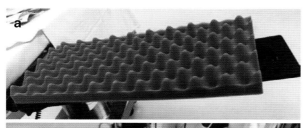

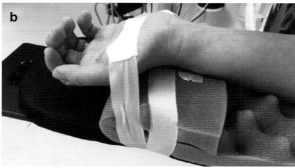

图 27.2　（**a/b**）若没有专用的托手架和垫手卷，可以使用手术床的托手架，折叠其上方的海绵垫并用胶带固定以充当垫手卷

（c）注意不要过度伸展手腕，否则可能压迫桡动脉，使得管腔变扁、血流减少。

5. 用 ChloraPrep 消毒皮肤。

6. 清醒患者：使用 1% 利多卡因局部麻醉。戴清洁手套。

（a）由于桡动脉附近有神经支配，桡动脉穿刺置管较为疼痛。

（b）抽取 1 ~ 3 ml 的 1% 利多卡因，接皮试针头。

（c）在穿刺点局部注射利多卡因，形成一个皮丘。

（d）在原进针点缓慢退针至皮肤，调整进针角度，在动脉右侧再注射形成一个皮丘。

（e）再次退针至皮肤，调整进针角度，在动脉左侧再注射形成一个皮丘。

7. 用 ChloraPrep 再次消毒皮肤。

8. 戴无菌手套。

9. 铺蓝色无菌单，扩大无菌区。

10. 打开包装取出导丝，置于附近备用。

11. 用左手示指和中指的指尖触诊动脉搏动。

（a）触诊面积越小越有利于定位桡动脉。

12. 右手执笔式持套管针，以 30° ~ 40° 角进针。

（a）角度越陡，暴露于动脉内的针尖斜面表面积就越小，导丝置入会越困难。

13. 缓慢进针 / 退针，直至在导管中看见回血。

（a）若未看见回血，退针至皮肤，根据脉搏位置向内侧或外侧轻微调整进针角度。

（b）继续进针 / 退针直至看见回血。

（c）动作幅度尽可能小，尤其在为桡动脉较细的患者进行穿刺时。

14. 看见回血后，可选择直接置入法或穿透法。

（a）穿透法

（i）优点：操作简单，适用于回血良好或稍差的患者。

（ii）缺点：有形成血肿的风险，操作需迅速。

（iii）方法：

1. 看见回血后，保持进针方向不变继续进针直至回血停止。

2. 左手固定导管。

3. 右手拔出针芯。

4. 右手持导丝靠近导管口，准备置入。

5. 左手缓慢小心地回退导管，直至导管内出现搏动性血流。

6. 右手将导丝缓慢穿过导管。导丝置入时应顺滑无阻力。

7. 沿导丝推进导管。导管置入时应顺滑无阻力。可轻轻转动导管以利于其穿过皮肤。

（b）Arrow 导管

（ⅰ）优点：导管内置导丝，减少血肿、污染和失血的发生。

（ⅱ）缺点：耗材的获得取决于机构采购，操作需要经过练习。

（ⅲ）方法：

1. 看见回血后，放平针尾，缓慢旋转进针 1 mm。

2. 确认导管中仍有回血。

3. 推进黑色弹簧导丝手柄，将导丝缓慢置入动脉。

4. 经导丝轻轻转动并推进导管，直至置入动脉。

5. 拔出导丝和针芯。

6. 每一步都应是顺滑流畅的。

（c）直接置入法

（ⅰ）优点：无需使用 Arrow 导管，若未成功可改为穿透法，减少血肿、污染及失血的发生。

（ⅱ）缺点：操作需要经过练习，适用于血流良好的患者。

（ⅲ）方法：

1. 看见回血后，放平针尾轻轻旋转进针 1 mm。

2. 确认导管中仍有回血。

3. 缓慢将导管推进置入动脉管腔内，轻轻转动导管以助其穿过皮肤。

　　　　　4. 每一步都应是顺滑流畅的。

　　　　　5. 拔出针芯。

15. 按压动脉以减少失血。

　　（a）用三根手指按压前臂：

　　　　（i）　示指按压穿刺部位

　　　　（ii）中指按压导管远端（预估前臂导管末端的位置）

　　　　（iii）无名指按压导管近心端的位置

　　（b）用左手手掌按压前臂近心端

16. 连接输液和无菌冲洗盐水。确保连接紧密。

　　（a）室温温暖时：塑料的膨胀效应会使得并不紧密的连接显得很紧。

　　（b）进入较冷的手术室后：塑料收缩，连接处可能出现松动，导致手术单下渗漏，动脉波形欠佳，以及意外失血。

　　（c）注射器回抽：鲜红色血液应很容易地被回抽出并充满注射器。

　　（d）注射器冲洗：动脉冲洗应该容易且无阻力。

17. 用 Bipoatch 敷料、Tegaderm 透明敷料和胶带固定动脉管路。

18. 连接换能器。

桡动脉置管的故障排除

1. 要耐心，动脉置管并不容易。

2. 置入导丝时如遇阻力

　　（a）针尖没有完全进入动脉管腔内，而是贴于侧壁。此时，可能需要调整进针点。

　　（b）导管内不是真正的搏动性血流。退出导丝，将导管再退出一点，直至看见搏动性血流。

　　（c）桡动脉存在钙化或粥样硬化。常见于老年患者、合并冠心病、终末期肾病的患者以及吸烟者，超声下可见。可能需要更换更细的导丝，或尝试于更近心端的位置进行穿刺。

（d）动脉迂曲。可能是穿刺点太靠远端，远端动脉位置更表浅，
　　搏动更强但走行迂曲。可尝试在更靠近心端的位置进行穿刺。

（e）多次试穿后可能导致动脉痉挛。可尝试在更靠近心端的位置
　　进行穿刺或换另一只手臂操作。

3. 可见搏动性血流且导丝置入顺利，但沿导丝推进导管时遇阻力。

（a）尝试轻轻转动导管。患者可能皮层较厚。注意：不要暴力操
　　作，避免造成动脉夹层。

4. 回血不畅。

（a）患者可能桡动脉纤细或血供不佳。

（b）如果有回血，可以尝试置管。即使少量的回血也代表导管可
　　能在动脉管腔内。

（c）用盐水冲洗穿刺针，可以更容易看清回血。此时，一小滴回
　　血都会更醒目。

5. 多次调整穿刺角度但无回血。

（a）反复穿刺后，针可能被血液、脂肪、皮肤碎屑堵塞。

（b）完全拔出穿刺针并用生理盐水冲洗。

6. 波形欠佳。

（a）动脉管路移位。

（b）动脉管路堵塞。尝试用 0.5 ～ 1 ml 生理盐水冲洗。

7. 摸不到脉搏或脉搏微弱。

（a）积极使用超声，尤其是在某些特殊患者中（终末期肾病，抗
　　凝治疗的患者等）。

动脉血气检测时机

1. 给予干预措施后。

（a）调整呼吸机参数。

（b）输注血制品。

（c）纠正代谢异常。

2. 取决于患者、手术类型及手术时长。

　　（a）经验上每小时测一次。

3. 怀疑病情出现变化时。

　　（a）大量失血。

　　（b）电解质紊乱。

　　（c）酸碱平衡紊乱。

4. 糖尿病患者，每小时测一次血糖。

静脉血气的作用

1. 估测 $PaCO_2$、pH 以及剩余碱（译者注：原文 base access，应为 base excess）。

2. 减少动脉穿刺。

3. 静脉血 PCO_2 比动脉血 PCO_2 高约 4 ～ 6 mmHg。

4. 静脉血 pH 比动脉血 pH 低约 0.03 ～ 0.04。

5. 不能用来估测氧合情况，因为静脉血 PO_2 显著低于动脉血 PO_2，且差值会因抽血部位及代谢水平而异。

6. 比 ABG 更快获得检测结果：能很好地评估患者的血红蛋白（Hb）及血细胞比容（Hct）。

28. 足背动脉置管

胡健　郭梦倬　译　段怡　王晓宇　校

足背动脉置管对比桡动脉置管

1. 术中需留置动脉导管，但手臂因被约束或被手术单覆盖而无法触及。
2. 无法留置桡动脉导管（血栓、血管痉挛，先前的置管尝试失败）。
3. 不希望进行股动脉置管。

足背动脉测压套件

1. 无菌手套
2. 蓝色无菌单
3. 冲洗盐水及含单通阀的输液管
4. 无菌纱布
5. 小瓶 ChloraPrep
6. 胶带
7. Tegaderm 透明敷料
8. Bipoatch 敷料
9. 含 1% 利多卡因的皮试针，用于清醒患者
10. 20 G 的静脉留置针或 Arrow 穿刺针（依个人偏好而定）
11. 导丝（依个人偏好而定）

12. 托盘车或 Mayo 立式托盘

13. 动脉换能器

操作步骤

1. 触诊双侧足背动脉搏动。

2. 若无置管禁忌证，优先选择脉搏搏动较强侧足背。足背动脉属于末梢动脉，但当其他穿刺部位不可用时，通常选择此处。

3. 用胶带固定大脚趾，下压并固定足背。避免固定太紧，以免足背动脉因受压而变扁平。

4. 用 ChloraPrep 消毒皮肤。

5. 戴无菌手套。

6. 用蓝色无菌巾铺单，扩大无菌区。

7. 打开包装取出导丝，置于附近备用。

8. 用左手示指及中指的指尖触诊动脉搏动。

  （a）接触面积越小越有利于确定足背动脉位置（译者注：原文 radial artery，应为 pedal arterial）。

9. 右手执笔式持套管针，以 30° 角进针。

  （a）保持较平的进针角度是足背动脉置管成功的关键。

  （b）确保穿刺点有足够的空间以压平进针尾。

  （c）当穿刺点太靠远心端，此处动脉迂曲，而且操作者的手会触碰到患者脚趾。

  （d）当穿刺点太靠近心端，此处虽然搏动更强，但容错率较低。

10. 缓慢进针 / 退针，直至在导管中看见回血。

  （a）若未看见回血，退针至皮肤，根据脉搏位置内侧或外侧轻微调整进针角度。

  （b）继续进针 / 退针直至看见回血。

11. 看见回血后，穿透法是最简单的方法。

  （a）难点在于有足够长且笔直的动脉以置入导丝。

（b）看见回血后，保持进针方向不变继续进针直到回血停止。

（c）左手拿稳导管。

（d）右手拔出针芯。

（e）右手持导丝靠近导管口，准备置入。

（f）左手缓慢小心地回退导管，直至看见导管内有搏动性的血流。

（g）右手将导丝缓慢穿过导管。导丝置入时应顺滑无阻力。

（h）经导丝推进导管。导管置入时应顺滑无阻力。轻轻转动套管有利于其穿过皮肤。

12. 按压动脉以减少失血。

（a）用三根手指按压足背（译者注：原文为 forearm，应为 instep）：

（i）示指按压穿刺部位

（ii）中指按压导管远端［预估足背处（译者注：原文为 forearm，应为 instep）导管末端的位置］

（iii）无名指按压导管近心端的位置

（b）用左手手掌按压足背近心端。

（c）连接输液和无菌冲洗盐水。确保连接紧密。

（d）室温温暖时：塑料的膨胀效应会使得并不紧密的连接显得很紧。

（e）进入较冷的手术室后：塑料收缩，连接处可能出现松动，导致手术单下渗漏，动脉波形欠佳，以及意外失血。

（f）注射器回抽：鲜红色血液应很容易地被回抽出并充满注射器。

（g）注射器冲洗：动脉冲洗应容易且无阻力。

13. 用 Bipoatch 敷料、Tegaderm 透明敷料和胶带固定动脉管路。

14. 连接换能器。

29. Belmont 输注系统

胡健　郭梦倬　译　段怡　王晓宇　校

什么是 Belmont 输注系统？

- 快速输液器（rapid infuser，RI-2）是一种快速输液系统，用于大量失血的外科手术、创伤以及其他任何需要快速加温输血或输液的情况（图 29.1）。
- 标准操作是使用较大的 3 L 储液器以使输液量最大化。
- 该系统的设置简单便捷。首次开机后，显示屏上会出现操作说明。

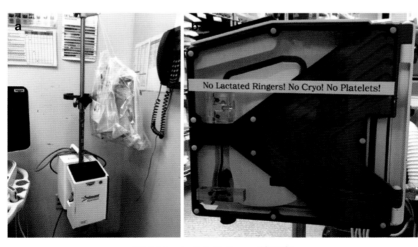

图 29.1　（a/b）Belmont 输注仪

系统管路预充仅需 13 s，预充液最好使用 200 ml 的生理盐水。

- 可同时连接两路输液，最大限度提高输液速度。
- 使用滚轴式蠕动泵，预防血凝块形成。

Belmont 输注系统怎样预防空气及血凝块进入输液中？

- 两个气体探测器：自动探测、排出输液管路中的空气，并释放至室内。
- 压力传感器。
  - 持续显示压力。
  - 当输注压力 > 300 mmHg 或压力骤增时停止输注。
  - 降低泵速至管路安全压力以内。
- 两个温度探头（预防低温、血凝块）。
- 泵速传感器。
- 舱门开启感应器。
- 阀门控制杆。
- 再循环。
  - 输注模式和待机模式时，均自动循环血液。
  - 仅在 Belmont 系统关机时停止循环。
  - 按住 "RECIRC" 按钮，可以 200 ml/min 的速度手动循环血液。

如何设置 Belmont 输注系统？

1. 连接电源，打开开关。按照显示屏上的操作步骤进行操作（图 29.2）。
2. 连接输液管路和储液罐套件（图 29.3）。
   （a）3 L 储液罐。
   （b）连接液体和血袋的管路。

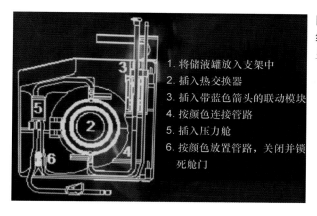

图 29.2　Belmont 系统首次开机启动时的显示屏照片

1. 将储液罐放入支架中
2. 插入热交换器
3. 插入带蓝色箭头的联动模块
4. 按颜色连接管路
5. 插入压力舱
6. 按颜色放置管路，关闭并锁死舱门

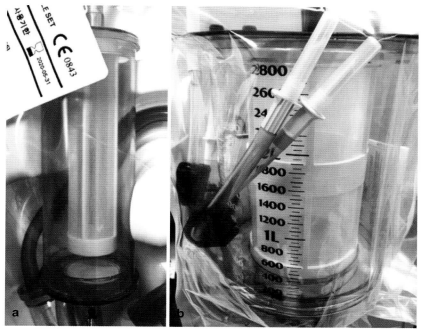

图 29.3　（**a/b**）Belmont 系统的小号储液罐和大号（3 L）储液罐

（c）通过 Belmont 系统的管路。

3. 将储液罐放入支架中。

（a）大多数时候选择较大的 3 L 储液罐以使输液量最大化。

4. 将尖头管连接至储液罐顶部（图 29.4）。

（a）共 5 个接口。

（b）取下蓝色管帽，将尖头管紧密连接至接口。

（c）用胶带将尖头管的管帽固定在储液罐的顶部，不要丢弃。

（d）不用时夹闭尖头管管路。

5. 将压力管与储液罐底部的尾管相连（图 29.5）。

（a）确保连接处拧紧。

6. 将压力管路嵌入 Belmont 箱内（图 29.6）。

（a）均按颜色及箭头指示放置。

7. 连接压力管路与患者端的双延长管。

8. 预充至少 200 ml 的液体以排出管路中的空气。

图 29.4　静脉输液尖头端连接至
Belmont 储液罐

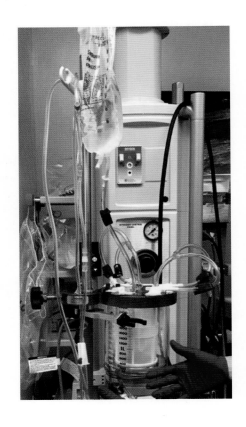

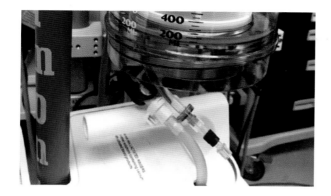

图 **29.5** 压力管路连接 Belmont 储液罐底部

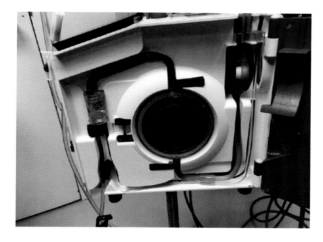

图 **29.6** 压力管路嵌入 Belmont 舱内

（a）尖端连接一袋 1 L 的生理盐水。

（b）**避免**使用乳酸林格液。

（c）挂一袋 1 L 的生理盐水备用。

9. 根据留置针型号设定输液速度。

（a）20 G——100 ml/min

（b）18 G——200 ml/min

（c）16 G——400 ml/min

（d）14 G——750 ml/min

（e）12 G——1000 ml/min

10. 与患者外周输液管路相连。

11. 开始输注。

  （a）**禁止**输注冷沉淀。

  （b）**禁止**输注血小板。

高压报警的原因

1. 患者端管路阻塞。

2. 再循环管路堵塞。

3. 输注部件安装不正确。

处理：检查患者端管路及再循环管路，确保输注管路没有堵塞。

30. 单次脊麻

胡健　郭梦倬　译　段怡　王晓宇　校

下面的几张表格概述了脊髓麻醉（脊麻）的操作步骤（表 30.1），给药剂量（表 30.2），常见并发症（表 30.3），以及麻醉平面的评估（表 30.4）。

脊麻的操作步骤

脊麻的给药剂量

脊麻的并发症

麻醉平面评估

表 30.1 脊麻时患者的正确体位

患者 体位	坐位	理想体位是坐位 若患者太过虚弱，坐 不稳或不能坐时则为 禁忌 若卧位时解剖结构 难以确定，可以人 工模拟坐位。即在进 行脊麻操作时，由另 两名助手上推患者的 肩背部	侧卧位	对患者而言更舒适 挑战：肥胖，孕妇，臀 部较大→脊柱侧弯 如果正中入路过于困难， 可以考虑旁正中入路
穿刺针 类型	笔尖式	轻切割伤，硬脊膜愈 合快，发生硬脊膜穿 破后头痛（post-dural puncture headache， PDPH）的风险低 锋利度不足以自行穿 破皮肤；需要使用引 导针；操作慢	Quincke 针，切割 型	针尖切口锐利，硬脊膜 愈合慢，发生硬脊膜穿 破后头痛（PDPH）的风 险高 可直接穿破皮肤；无需 引导针；操作快
进针 路径	正中 入路	确认正确的椎间隙。 使用记号笔辅助定位。 在两棘突之间进针。 在腰段，进针角度较 平，尽量与地面平行。 在胸段，针尖向头侧 倾斜，进针角度较陡	旁正中 入路	确定正确的椎间隙 使用记号笔辅助定位 距中线旁开 1 ～ 1.5 cm， 于左侧或右侧进针 与地面平行，垂直进针 触及椎板后，沿椎板向 正中线和头侧逐渐调整 进针角度，直至针尖触 及棘突，然后向头侧调 整角度依次穿过棘间韧 带、黄韧带，直至进入 蛛网膜下腔 使用 Quincke 针操作更快

表 30.2　脊麻的药物剂量——基于局麻药比重、局麻药类型及是否联合使用阿片类药物

比重	等比重	不能通过调整患者体位来调节麻醉平面 局麻药物停留在注射部位 作用时间长于重比重
	重比重	含 5% ～ 8% 的葡萄糖 若希望提高麻醉平面，可以顺应胸椎的自然前凸，小心地将患者调至轻度的头低脚高位。**但是，一定要抬高头颈部以避免全脊麻**
	轻比重	较少使用 患者采用卧位，注射药液后平面迅速上升。可通过调整患者体位来调节麻醉平面
患者体位	仅对重比重和轻比重药液有效	
局麻药物	利多卡因	与布比卡因相比，运动阻滞效果更强 由于利多卡因，尤其是高浓度的利多卡因存在神经毒性和短暂性神经综合征的风险，现已不常用
	布比卡因	最常用 阻滞效果取决于药物剂量 安瓿规格：2 ml 0.75% 重比重布比卡因
阿片类药物	芬太尼	常用的鞘内麻醉药 可延长阻滞的持续时间 风险：呼吸抑制，恶心，呕吐，瘙痒，尿潴留

表 30.3   脊麻的常见并发症，包括危险因素、病因和发展

交感神经阻滞	交感神经纤维：T1 至 L2 β - 心交感纤维：T1 至 T5 左侧 阻滞平面：交感＞感觉＞运动 即：自主神经＞痛觉、温度觉＞触觉、本体感觉＞运动 低血压主要由容量负荷降低引起，较少继发于动脉血管扩张 α - 阻滞→扩张静脉和动脉 特别注意 / 禁忌证：重度主动脉瓣狭窄。前负荷骤降→体循环低血压→冠状动脉灌注压降低→心输出量降低 可出现心动过缓。有时会被操作者漏诊 / 误诊 预防：在鞘内给药前，予昂丹司琼 8 mg 静脉注射 预先或同时补充晶体液以预防低血压
硬脊膜穿破后头痛	使用 25 G 笔尖式脊麻针的发生率约为 1% 压力梯度和硬脊膜刺破所致缺口→脑脊液外漏，脑膜被牵拉，脑血管代偿性扩张 危险因素：年轻、瘦削、使用 Quincke 针
短暂性神经综合征	与鞘内注射利多卡因相关 症状：腰背部、臀部及下肢痛；无运动障碍 发展：在脊麻后 6 h 内逐渐进展，通常在数天至数月内自行好转 危险因素：门诊手术，截石位
血肿	危险因素：创伤性操作，患者的凝血功能异常（华法林，终末期肝病等） 担心：发展为马尾综合征＝外科急症 新发神经根性背痛，鞍区麻木，大小便失禁，下肢无力

表 30.4   感觉阻滞的平面评估

刺激	冷刺激	冰手套 酒精棉签	锐痛	断的压舌板 清洁指甲（译者注：外科刷手步骤）所用的海绵刷
刺激改变	主诉改变	从低处起逐渐向上。"当开始感觉到锐痛 / 寒冷时告诉我"	这样还是那样	"感觉到冷还是受压？" "感觉到锐痛还是受压？" 双侧对比以免阻滞效果不对称

31. 腰段硬膜外麻醉

胡健　郭梦倬　译　段怡　王晓宇　校

脊髓解剖

1. 脊髓终止于 L1 水平（平均）：从枕骨大孔到终丝。
2. 髂嵴对应 L4 椎体或 L4 ～ L5 椎间隙。
3. 血供
   （a）1 条脊髓前动脉＋ 2 条脊髓后动脉＝纵向通路
      （i）　脊髓前动脉起源于椎动脉末端至基底动脉。脊髓前动脉
         （ASA）为脊髓提供 75% 的血供。它比脊髓后动脉更易
         受损。
   （b）锥体的节段动脉供应神经根动脉
      （i）　主动脉
      （ii）胸段肋颈动脉和肋间动脉
      （iii）腰段腰动脉和髂腰动脉
      （iv）骨盆骶外侧动脉
      （v）　Adamkiewicz 动脉：最大的节段动脉；位于低位胸段至
         高位腰段，约 T7 至 L4 之间；常见于 T10 左侧

皮节分布

- 分娩早期：内脏，T10 至 L2

- 自然分娩，包括会阴侧切：躯干，S2～S4
- 产钳辅助下阴道分娩：T10 至 S4（牵拉子宫及卵巢）
- 剖宫产术：上至 T4
  - 手术早期，切开子宫并取出胎儿：上至 T10
  - 胎儿娩出后，子宫外翻：上至 T4
- 产后输卵管结扎：上至 T4

需要知道的关键体表标志

- 脐：T10
- 剑突：T6
- 乳头：T4
- 腋窝：T2
- 肩峰：C4
- 腘窝：S2

患者体位

1. 卧位，右侧卧位或左侧卧位。
   - （a）尽可能地弯曲患者，使膝盖和下巴贴近胸部，尽可能地打开腰椎间隙。
   - （b）适应证：患者无法坐位。
     - （i）分娩活跃期，第二产程。
2. 坐位。
   - （a）理想体位，最常用且易于定位。
   - （b）告知患者：
     - （i）双臂交叉放于膝盖，可以抱一个抱枕，这样会更舒适。
     - （ii）向前弯腰，模拟不良坐姿。

（iii）操作者双手环绕患者下腰部，患者的下腰部向外顶操作者的手。

（c）再次确认患者的座位是平坦的。产床通常由多块床板拼接并且向下倾斜，以利于拆成马镫型床，方便产妇经阴道分娩。可在患者臀部下垫毯子使其处于水平位。

（d）若难以定位椎间隙，重新调整患者体位。

（i）　患者是否因为害怕，身体向前躲避穿刺针？

（ii）　患者是否因疼痛而晃动？

穿刺和深度

1. 触诊髂嵴＝L4 ～ L5 椎间隙或 L4 椎体。
2. 选择穿刺间隙：

（a）L3 ～ L4 椎间隙通常更宽，更易穿刺。

（b）L4 ～ L5 椎间隙通常更窄，Touhy 针穿刺较难成功且硬膜外置管空间更小。优点是对骶区的镇痛效果更好。

3. 目标是使 Touhy 针被韧带固定。进针时在皮下组织注射盐水是无意义的。
4. 若患者肥胖，可能难以触诊骨性结构。

（a）用局麻针作为探查针，尝试触及棘突以定位中线。

（b）定位颈部 C7 棘突和骶骨，在二者之间划一条线，此线约为中线。

（c）皮下组织可能会滑向一侧。中心即为中线。

5. 常通过阻力消失（loss of resistance，LOR）法估测进针深度。

（a）瘦的患者，深度大约仅 3.5 cm。

（b）胖的患者，深度可达 7 cm。

（c）经验法：使用带针芯的 Touhy 针穿刺至 3 cm 深，然后拔出针芯并使用 LOR 注射器。

6. 进针时不宜注射太多生理盐水。硬膜外穿刺套件里的盐水是有限的，而且盐水注射过多会使得体表标志的触诊变得困难。

7. 触及骨质时：

（a）较早触及的骨质通常是棘突。根据目标椎间隙的位置，向头侧或尾侧调整进针角度。

（b）较晚触及的骨质通常是椎板。向头侧调整进针角度，同时左右调整针尖以对准中线。

8. 外露角度小＝组织内角度大。

阻力消失（LOR）技术

1. 进针同时间断测压法。

（a）注射器内含盐水及空气。

（b）进针——LOR 测试——进针——LOR 测试。

（c）通过注射器的回弹进行 LOR 测试。

（d）Touhy 针每次进针深度为 1 ~ 2 mm。

（e）持续交替进行直到阻力消失（LOR），而后置入硬膜外导管。

（f）导管置入深度（皮下）：出现 LOR 的深度＋3 ~ 5 cm。

2. 持续测压法。

（a）右手拇指以恒定的压力推注注射器，同时左手推进 Touhy 针，直至出现 LOR。

（b）注意：施加于注射器和 Touhy 针的压力必须一致，否则会导致进针速度过快从而进入蛛网膜下腔。

腰段硬膜外分娩镇痛

1. 负荷剂量：

（a）给药方案：

（i）药物：0.125% 或 0.25% 的布比卡因 ±50 μg 芬太尼。

（ii）容量：根据患者身高予以 8 ~ 10 ml。

　　　（b）循环测量袖带血压。

　　　（c）将患者留在产房内或频繁查看患者。

2. 硬膜外镇痛的不良反应：

　　　（a）记住：子宫灌注压＝平均动脉压－宫腔压力。

　　　（b）局麻药导致的交感神经阻滞→血管扩张→产妇低血压→子宫
　　　　　　灌注压降低→胎心减速。

　　　（c）交感神经阻滞→疼痛刺激缺如→产妇低血压＋困倦→子宫灌
　　　　　　注压降低→胎心减速。

　　　（d）交感神经阻滞→肾上腺素和去甲肾上腺素分泌不足→ β_2 激
　　　　　　动效应不足→子宫收缩→宫腔压力增高→子宫灌注压降低→
　　　　　　胎心减速。若怀疑胎儿窘迫是由子宫强直收缩导致，立即予
　　　　　　硝酸甘油 400 ～ 800 μg 舌下喷雾。

腰段硬膜外麻醉下剖宫产

1. 产程延长，拟行剖宫产时的麻醉注意事项（图 31.1）。

　　● 宫缩乏力和产后出血的风险较高。

　　● 绒毛膜羊膜炎及脓毒症的风险较高→低血压、心动过速、发
　　　热、宫缩乏力。

　　● 静脉充血、静脉输液及催产素导致的气道水肿风险较高→即使
　　　患者在首次留置硬膜外导管时的气道评估正常，麻醉后仍须再
　　　次评估气道。Mallampati 分级 I 级的患者可能在硬膜外麻醉后
　　　变为 Mallampati IV 级。

2. 在硬膜外给药前后均需用冰评估麻醉平面。

3. 在硬膜外给药时始终每 5 min 一次循环测量袖带血压。

4. 非紧急剖宫产时的硬膜外麻醉。

　　● 在通知手术室时，即给予 2% 利多卡因和 5 μg/ml 的肾上腺素及
　　　碳酸氢钠的混合液 10 ml。

　　● 当患者入手术室平躺后，追加含 / 不含碳酸氢钠和肾上腺素的
　　　2% 利多卡因 5 ml，直至达到目标平面 T4。

剖宫产术的硬膜外麻醉

- 需将T10的*镇痛平面*扩展至T4的麻醉平面
- 通常需要10～20 ml的容量，加/不加辅助用药
  - 取决于当前的感觉平面和阻滞效果
- 3%的氯普鲁卡因20 ml加/不加碳酸氢钠
  - 起效快：大剂量
  - 代谢迅速：经假性胆碱酯酶代谢
  - 须在20 min内追加药物
- 非紧急情况时可用2%利多卡因加/不加碳酸氢钠

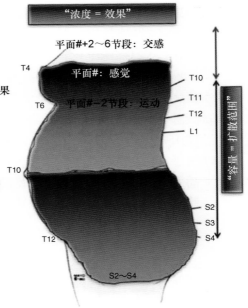

"浓度 = 效果"

平面#+2～6节段：交感

平面#：感觉

平面#−2节段：运动

"容量 = 扩散范围"

T4　　T10
T6　　T11
　　　T12
　　　L1
T10
　　　S2
　　　S3
T12　　S4
S2～S4

图 31.1　示意图：硬膜外麻醉下行剖宫产术时的感觉阻滞平面和药物剂量选择

5. 紧急剖宫产时的硬膜外麻醉。
- 3% 氯普鲁卡因 15 ～ 20 ml。

下肢运动评估

- 髋关节屈曲——L1，L2
- 膝关节外展——L3，L4
- 踝关节及大脚趾背屈——L5
- 踝关节跖屈——S1

一名在腰段脊麻/硬膜外麻醉下行剖宫产的患者，术后出现了足下垂。如何排除是椎管内麻醉导致的足下垂？

- 足下垂＝踝关节不能背屈
- 若是由椎管内麻醉引起脊髓损伤，同时会导致踝关节不能跖屈。
- 单纯足下垂不合并踝关节跖屈障碍，提示孤立性腓神经损伤。
- 请神经内科会诊，行肌电图（electromyogram，EMG）/神经传导检查（nerve conduction studies，NCS）。

32. 连续脊麻

胡健　郭梦倬　译　段怡　王晓宇　校

实施连续脊麻而非全身麻醉的适应证

- 全身麻醉的风险高于连续脊麻的风险
- 严重肺部疾病
- 严重心脏病
  - 主动脉瓣重度狭窄
  - 二尖瓣重度反流
  - 重度肺动脉高压

实施连续脊麻而非单次脊麻的适应证

1. 严重心脏病
   （a）低血压和心动过缓的严重程度，取决于胸段和腰段水平的阻滞强度和速度。
      （i）交感神经分布于 T1 至 L2。
   （b）等比重布比卡因相较于重比重布比卡因的优点。
      （i）重比重布比卡因：药效更强，扩散至胸腰段水平的速度更快，但局麻药也可能停留在骶区无法达到预期平面。
      （ii）等比重布比卡因：交感阻滞更轻，低血压发生率低，且

　　　　能保持局麻药停留在腰段。

（c）连续脊麻：麻醉医生可滴定给予局麻药，使患者逐渐适应麻醉。

（d）单次脊麻：一次性给予全部局麻药，交感神经阻滞快且强。

2. 严重肺部疾病

（a）需要家庭氧疗的肺功能不全患者。

（b）CO_2 潴留：基础代谢功能检测组合（basic metabolic panel，BMP）提示 HCO_3^- 基线升高。

（c）单次脊麻：支配肋间肌及其他辅助呼吸肌的神经纤维被突然阻滞→呼吸功能显著降低→低通气、CO_2 潴留、氧饱和度下降。

操作步骤

- 与常规脊麻相同，但需使用硬膜外穿刺套件。
- 使用 17 G 的硬膜外穿刺针穿透硬脊膜进入蛛网膜下腔。
  - 做好脑脊液（CSF）涌出的准备。
  - 备好硬膜外导管准备置入。
  - 右手拔出 Touhy 针针芯，左手拇指迅速堵住 Touhy 针口，注意不要推进 Touhy 针。
- 置入 19 G 硬膜外导管。提醒患者，当导管进入蛛网膜下腔时，下肢可能出现感觉异常。这可能令患者不安。
- 置入硬膜外导管前，可先予以 10 ml 无防腐剂的生理盐水鞘内注射。**不要**使用灭菌注射用水，因其显著低渗且含有苯甲醇防腐剂，具有神经毒性。

如何给药?

- 本操作的特点是缓慢、温和、滴定式给药，可随时追加药物。
- 负荷量示例：追加 0.5 ～ 1 ml 的

- 0.75% 重比重布比卡因
- 0.25% 轻比重布比卡因
- 0.5% 等比重布比卡因
- 然后追加 0.75% 重比重布比卡因 0.5 ml 滴定至所需的麻醉平面。
- 维持剂量
  - 若手术时长大于 1 ～ 1.5 h，追加 0.5% 等比重布比卡因 0.5 ml（约为首次负荷量的 1/3 至 1/2 ）。

为何连续脊麻未普及？

- 需警惕马尾综合征。
  - 历史上曾与粗直径导管相关，在美国已不再使用这种导管。
  - 历史上曾与 5% 的重比重利多卡因相关，由于其神经毒性综合征风险，已不再用于鞘内注射。
- 仔细地给导管做好标记!
  - 其他操作者可能会误以为这是连续硬膜外导管。
  - 硬膜外剂量进入蛛网膜下腔→全脊麻，心搏、呼吸骤停。

鞘内注射麻醉性镇痛药

- 优势
  - 阻断骶区的压觉，避免 S2 ～ S4 出现鞍区保留（ sacral sparing ）。
  - 提供 2 ～ 4 h 的镇痛效果。
- 风险
  - 副作用包括尿潴留、恶心 / 呕吐、瘙痒、呼吸抑制。若给予吗啡等亲水性药物，需监护 12 ～ 24 h 以警惕迟发性呼吸抑制。

特殊人群

- 老年、男性、合并良性前列腺增生。
- 为规避尿潴留的高风险，不愿使用脊麻。
- PACU 管理方案：超声检查膀胱，若存在尿潴留则直接留置导尿管。
- 建议患者回家后排尿，若排尿困难则于 12 h 内返回医院。
- 权衡尿潴留的风险与脊麻的获益：严重心脏病，严重肺部疾病，使用气道装置。
- 约 1/4 的脊麻患者在回家后会出现尿潴留——数据是否确切？是否与在允许排尿前就回家有关？当我们操作正确时，尿潴留的发生率似乎要更低。

33. 腰硬联合麻醉

胡健　郭梦倬　译　段怡　王晓宇　校

腰硬联合麻醉（combined spinal-epidurals，CSEs）的适应证

1. 预期困难的、手术时间长的剖宫产。
   （a）经产妇。
   （b）多胎妊娠。
   （c）肥胖。
   （d）既往腹/盆腔手术史，瘢痕组织多。
2. 用于分娩镇痛。
   （a）确定硬膜外导管位置。
   （b）提供更迅速的镇痛效果。
   　　（i）个体化麻醉方案：如，宫口已开约 10 cm，即将开始分娩的患者。在第二产程，疼痛源于 S2 ～ S4 的躯体神经。在第一产程，疼痛源于 T10 ～ L2 的内脏神经，因此无需脊麻。

为何不用 CSEs 做分娩镇痛?

1. 不应通过 CSEs 去证实 LOR 确认过的硬膜外间隙。若无法确定针

尖位置，就不要往里置入更多的东西。

2. 可以通过尝试置入硬膜外导管来确认 LOR。针尖在韧带中时，导管是无法置入的。

3. 硬脊膜穿刺会增加硬脊膜穿破后头痛的风险。

4. 理论上还会增加感染的风险，因为硬脊膜出现了破口，而硬膜外导管正好位于硬脊膜破口外侧。

如何实施 CSEs？

1. 正常实施硬膜外穿刺。

2. 通过 Touhy 针置入超过其长度（事先确认）的脊麻针，进针直至感到硬脊膜的突破感并看见脑脊液流出。

3. 给予脊麻剂量的局麻药。

4. 保持 Touhy 针位置不变，小心拔出脊麻针。

5. 尽快置入硬膜外导管。

6. 正常固定硬膜外导管。

CSEs 分娩镇痛如何给药？

- 不超过 4 mg 的等比重布比卡因。

- 如：0.125% 的等比重布比卡因 2 ～ 2.5 ml。

- 等比重布比卡因的优点：药液会停留在注射部位。为置入和固定硬膜外导管留出时间。

34. 胸段硬膜外麻醉

胡健 郭梦倬 译 段怡 王晓宇 校

优势

- 心血管：减少术后心肌梗死的发生，重分布冠状动脉的血流，减轻应激反应和术后疼痛。
- 肺：高质量的镇痛有利于深呼吸锻炼和早期下床活动。
- 胃肠道：通过改善镇痛效果及减少麻醉性镇痛药的需求量来促进肠蠕动的恢复；减少便秘的发生。
- 改善术后镇痛并提高患者舒适度。
- 尤其适合胸、腹部的大切口手术。
- 微创手术的获益尚不明确。

风险

- 极为靠近脊髓。
- 硬膜外腔较狭窄。
- 黄韧带更薄。
- 低血压、恶心 / 呕吐、尿潴留。
- 需要病区医务人员对硬膜外导管进行照护。

操作步骤

1. 确定体表标志
   （a）肩胛冈位于 T4 水平。
   （b）肩胛下角位于 T7 水平。
   （c）胸椎中段的棘突倾斜角度更大。
   （d）随着向尾端移动，椎板变得更为垂直。

2. 穿刺点定位：T6 ～ T8。

3. 患者体位
   （a）坐位或侧卧位。
   （b）由于胸椎的关节面可以轴向旋转，因此过度弯曲脊柱并无益处。
   （c）将托盘车或 Mayo 立式托盘调整至与患者肩部等高，可用于放置患者手臂；如果追求更加舒适，也可嘱患者闭上眼睛低头休息。

4. 静脉镇静：予以小剂量咪达唑仑 1 ～ 2 mg 和芬太尼 25 ～ 50 μg。

5. 旁正中入路
   （a）最常用的技术，比正中入路更为容易。
   （b）胸椎的棘突倾斜角度较大且间隔近；正中入路针尖难以避免被骨质阻挡。
   （c）首先，确定穿刺间隙棘突的底端。
   （d）自棘突旁开 1 cm，插入局麻针（作为探查针），针尖略朝内侧和尾侧。
   （e）目标是触及椎板。
   （f）触及椎板后，沿椎板逐渐朝向中线调整进针角度直至针尖触及棘突。
   　　（i）　如何确定触到的是棘突？在较椎板浅表 2 cm 的地方触到的是骨质。
   （g）沿局麻针进针路径注射局麻药。

（h）而后使用 Touhy 针重复同样的步骤。

（i）当触及棘突后，向头侧调整进针角度直至进入棘间韧带。

（j）拔出针芯并接上 LOR 注射器。

（k）用空气 / 生理盐水监测阻力，进针直至阻力消失（经过棘间韧带和黄韧带）。

（l）皮肤至硬膜外间隙的预估深度＝ 1 cm ＋ Touhy 针触及椎板的深度。

6. 正中入路

（a）进针时需要向头侧倾斜很大的角度以通过陡峭的、向下倾斜的棘突间隙。

（b）由于进针角度更倾斜，进针路径会比旁正中入路更长。

（c）在棘突明显的体型较瘦的患者身上更易操作。

7. 提示

（a）不要注入过多生理盐水。硬膜外间隙很窄，体表标志很快就会变得难以触诊。

（b）若未触及椎板，可尝试向头侧或尾侧移动 1 cm，重新定位穿刺点。

35. 硬脊膜穿破和硬膜外血补丁

张海静　译　　王晓宇　段怡　校

常见场景

1. 腰椎穿刺创伤（表 35.1）
2. 硬脊膜穿破＝拟行硬膜外穿刺时，Tuohy 针进入了蛛网膜下腔（表 40.2）。
   （a）胸段硬膜外镇痛
   （b）产科硬膜外分娩镇痛
3. CT 扫描时鞘内注射造影剂

表 35.1　硬脊膜穿破的危险因素

高风险	低风险
年轻患者：椎间隙较大，脑脊液漏出更多	老年患者：脊柱纤维化和骨化；椎间隙窄小；脑脊液漏出较少
体型瘦小	超重 / 肥胖
大口径穿刺针	小口径穿刺针
切割式穿刺针（17 G Tuohy 针）	笔尖式穿刺针（25 G 脊麻针）

风险因素

血补丁适应证

1. 保守治疗失败［静脉输液、咖啡因、Fioricet（译者注：咖啡因–对乙酰氨基酚片）、非甾体抗炎药］
2. 影响患者日常生活的头痛
   （a）无法工作或上学
   （b）无法照顾新生儿

血补丁禁忌证

1. 发热
2. 菌血症病史，且无血培养阴性结果
3. PDPH vs. 脑膜炎，颈强直（译者注：PDPH、脑膜炎、颈强直的鉴别诊断）

硬脊膜穿破后头痛的诊断

1. 已知或疑有硬脊膜穿破史
2. 通常为额区头痛，也可能累及整个头部
3. 体位：坐位或站位加重；仅平卧位可缓解

硬脊膜穿破后的处理

1. 拔出 Tuohy 针，更换穿刺间隙。
2. 完成操作后，告知患者情况。

（a）告知患者硬脊膜穿刺后头痛的风险为 50%（而不再是 1/100）。

3. 分娩后 2 ～ 3 h 拔出硬膜外导管。

4. 保守措施：口服和静脉补液、咖啡因、Fioricet（咖啡因 – 对乙酰氨基酚片）和口服止痛药。

5. 如果保守治疗无效，可考虑硬膜外血补丁。

硬脊膜穿破＝硬脊膜穿破后头痛吗？

- 脑脊液生成＝每日 500 ml
  - 由蛛网膜绒毛吸收
  - 由第四脑室室管膜细胞产生
- 头痛的原因
  - 硬脊膜渗漏→牵拉脑膜
  - 脑血管扩张以填补脑脊液丢失产生的空间
  - 咖啡因治疗：
    收缩脑血管
    刺激室管膜细胞生成脑脊液
- 硬脊膜破口越大，脑脊液渗漏越多，发生硬脊膜穿破后头痛的可能性越大
  - 25 G 脊麻针发生率 1/100 *vs.* 17 G Tuohy 针发生率 50%；反复穿刺风险增加

血补丁的治疗时机

- 产妇硬脊膜穿破后，不可立即实施血补丁
- 分娩时产妇会用力→血补丁移位
- 先行尝试数天的保守治疗

如何向患者建议硬膜外血补丁？

1. 如果患者之前有硬脊膜穿破史，在尝试做血补丁时可能会再次发生硬脊膜穿破。
2. 操作成功后 30 ～ 60 min 内头痛应缓解。
3. 需要开放新的无菌静脉输液通路。
4. 风险
   （a）出血
   （b）感染
   （c）神经损伤
   （d）1% 的头痛发生率
   （e）腰部疼痛并放射至背部和臀部
   （f）马尾综合征＝有目的的人为硬膜外血肿

血补丁操作步骤

1. 所需设备
   （a）外周静脉通路
      （i） 止血带
      （ii）Mayo 立式托盘或托盘车，以供患者放置手臂
      （iii）蓝色无菌单
      （iv）无菌手套
      （v） 氯己定
      （vi）10 ml 注射器
      （vii）三通阀
      （viii）18 G 静脉留置针
   （b）标准的硬膜外穿刺套件
   （c）双人操作为佳，也可单人操作

2. 体位
  （a）坐位是最理想的体位
  （b）卧位、侧卧位也可

3. 双人操作
  （a）操作者 1 首先开放一个新的、无菌的外周静脉通路。
    （i）　为防止血液从外周静脉渗漏，在硬膜外穿刺时，将三通
         阀与静脉导管相连并关闭患者端。
    （ii）　需要时，通过三通阀，用 10 ml 注射器从外周静脉抽
         血，而后将注射器交给操作者 2。
  （b）操作者 2 用 Tuohy 针穿刺进入硬膜外腔并注射血液。
    （i）　总血量不超过 30 ml。
    （ii）　一次给予 5 ml，直到患者主诉背痛。
    （iii）在腰背痛消失前暂停操作。
    （iv）而后每次给予 1 ml。
    （v）　再次出现背痛时彻底停止操作。

4. 单人操作
  （a）操作者将止血带系于患者手臂，并消毒铺巾，为后期开放外
     周静脉通路做好准备。
  （b）于患者背侧实施硬膜外穿刺。
  （c）而后绕至患者的前侧，开放外周静脉通路，连接三通阀。
  （d）抽取 10 ml 血液，回到患者背侧，将血液注入硬膜外腔。

36. 全凭静脉麻醉

张海静 译 王晓宇 段怡 校

全凭静脉麻醉（total intravenous anesthetic，TIVA）的适应证

1. 恶性高热
   （a）需完全避免使用所有挥发性麻醉剂
2. 声带或气管支气管树手术
   （a）吸入麻醉剂会被释放到环境中，所有工作人员都会暴露
   （b）举例：可弯曲支气管镜、硬支气管镜、"共用气道"
3. 严重的术后恶心呕吐
   （a）完全避免使用所有吸入麻醉剂、氧化亚氮和挥发性麻醉剂
   （b）丙泊酚具有止吐作用
4. 颅内压（intracranial pressure，ICP）升高
   （a）神经外科手术中，即使是"0.5 MAC"或更少剂量的挥发性麻醉剂，仍有可能遇到 ICP 升高、脑疝高危、"脑紧张"（"tight brain"）、外科医生术野不满意的情况
5. 神经监测
   （a）尽管使用了复合麻醉，神经监测仍显示运动诱发电位（motor-evoked potentials，MEP）、体感诱发电位（somatosensory-evoked potentials，SSEP）信号受到干扰

6. 减少环境暴露
7. 停电、设备不完善
  （a）无呼吸机
  （b）无挥发性麻醉药物

麻醉目标

1. 镇静
2. 镇痛
3. 肌肉松弛

哪些药物可以用于 TIVA ？

- TIVA 最适合时长 < 2.5 ～ 3 h 的手术。
- 每种药物都有半衰期，药物输注时间越长，时量相关半衰期越长，苏醒时间就越长。必须根据估计的血药浓度逐渐降低药物剂量，以便患者平稳苏醒。
1. 丙泊酚
  （a）优点：
    （i） 具有遗忘、部分肌松以及止吐特性
  （b）缺点：
    （i） 无镇痛作用
    （ii）时量相关半衰期随用药时间的延长而增加
    （iii）输注过程中需要滴定给药
    （iv）一般建议：如果持续输注时间 > 3 h，需要在唤醒前至少 45 min 停止给药
  （c）趣闻：欧洲有一种输液泵，可根据目标浓度和患者身高 / 体重自动滴定给药速度，并预先编程到输注泵软件系统中。输

注泵可自动根据用药时间估计丙泊酚的血浆浓度。但可惜的是，这些输注泵在美国是没有的。

2. 氯胺酮

（a）五种作用机制：

（i）　阻断 NMDA 受体→镇痛

（ii）毒蕈碱样作用→气道分泌物增加

（iii）μ 受体→镇痛

（iv）钙通道受体→直接抑制心肌

（v）　肾上腺→儿茶酚胺释放增加

（b）目标：术中总剂量不超过 1 ～ 2 mg/kg

（i）　注意注射泵的单位设置：氯胺酮 5 μg/（kg·min）＝ 0.005 mg/（kg·min）（泵设置）＝ 0.3 mg/（kg·h）（EPIC 泵）

（c）优点：

（i）　镇痛和遗忘特性

（ii）通常可维持自主呼吸，但大剂量时会引起呼吸暂停，尤其联合使用阿片类药物时

（iii）减少术后阿片类药物的需求

（d）缺点：

（i）　可能出现幻觉、分离麻醉，建议在使用氯胺酮前或使用氯胺酮后的苏醒期给予咪达唑仑

（ii）间接增加交感活性→高血压、心动过速

（iii）直接抑制心肌

（iv）支气管分泌物增加→喉痉挛的风险增加。需要提前给予格隆溴铵保持气道干燥

3. 芬太尼

（a）时量相关半衰期随着用药时间的延长而增加

（b）需要滴定给药，否则会导致苏醒时间延长

（c）不太适于持续输注（依个人偏好而定）

4. 瑞芬太尼

（a）由血浆酯酶降解

（b）时量相关半衰期不随用药时间而改变

（c）半衰期短，使用推荐剂量时，停药后 3 ～ 5 min 就会失去药效。使用更大剂量时，瑞芬太尼的效应可能会比平时持续更长的时间

（d）患者恢复自主呼吸后需要滴定芬太尼等长效麻醉性镇痛剂桥接镇痛

（e）争议点：瑞芬太尼会引起痛觉过敏 *vs.* 患者苏醒前未予以滴定长效麻醉性镇痛剂

麻醉期意识恢复

- TIVA 的缺点是静脉麻醉药物没有类似于 MAC 的量化指标，无法判断患者麻醉深度。

- 特别是患者处于肌松状态时，尤其危险。

- 如何评估患者意识状态：
  - BIS 监测：目标 BIS ＜ 40 和弱脑电活动。
  - 神经外科的术中神经监测：通过 EEG，评估脑电活动和爆发抑制程度。

- 理想情况下，应该通过 PIV 实施 TIVA，每 15 ～ 20 min 检查一次 PIV，确保没有药物泄露或渗出。静脉穿刺位置和静脉导管最好在可视范围内持续可见。
  - 噩梦般的场景：患者处于肌松状态，PIV 渗漏，TIVA 药物渗入患者肢体皮下或体外。

- 如果患者的心率或血压突然升高，很难判断这是由于患者的意识恢复还是疼痛，尤其是在患者处于肌松状态时。此时，操作者有必要进行仔细评估。

TIVA 操作示例

1. 药物
   （a）4 通道 Alaris 输注泵
   （b）生理盐水（normal saline，NS）载液（50 ～ 100 ml/h）：确保恒定的前向流量
   （c）瑞芬太尼 0.1 ～ 0.2 μg/（kg·min）（2 ～ 4 mg 稀释到 100 ml 的 NS 中）
   （d）丙泊酚 100 μg/（kg·min）（使用 100 ml 瓶装制剂）
   （e）去氧肾上腺素 10 ～ 20 μg/min（10 mg 稀释到 100 ml 的 NS 中）
   （f）使用独立的静脉通路进行 TIVA，避免在输液或给予其他药物时将麻醉药物快速推注于体内。

2. TIVA 麻醉诱导
   （a）将患者摆至气管插管体位，预充氧。
   （b）将 TIVA 泵管与患者 PIV 相连，开放载液。输注速度：瑞芬太尼 0.1 μg/（kg·min）、丙泊酚 100 μg/（kg·min）。
   （c）除插管剂量的肌松药和芬太尼 50 ～ 100 μg，不再给予额外剂量的丙泊酚。

3. 麻醉维持
   （a）密切关注外科医生手术进程和手术时长。
   （b）丙泊酚输注
   　（i）目标：达到恒定的稳态，因此丙泊酚输注速度每 30 min 下调 5 μg/（kg·min）。
   　（ii）初始 30 min 后，将丙泊酚输注量降至 95 μg/（kg·min）。
   　（iii）再 30 min 后（输注 1 h），将丙泊酚输注量降至 90 μg/（kg·min）。
   　（iv）再 30 min 后（输注 1.5 h），将丙泊酚输注量降至 85 μg/（kg·min）。
   　（v）再 30 min 后（输注 2 h），将丙泊酚输注量降至 80 μg/（kg·min）。

（vi）之后，持续以 80 μg/（kg·min）的速度输注丙泊酚，直到开始关闭切口。

（vii）不要快速推注丙泊酚，否则会延迟苏醒时间。

（viii）不要增加丙泊酚输注速度，随着剂量和输注时长的增加，时量相关半衰期会延长，药物半衰期难以估算。

（c）瑞芬太尼输注

（i）手术刺激增加或患者镇痛不足时，酌情上调输注速度。

（ii）在可以给予芬太尼之类的长效镇痛剂前，使用瑞芬太尼作为镇痛桥接。

（iii）使用瑞芬太尼的理由：瑞芬太尼时量相关半衰期短且固定不变，作用持续时间短。

（iv）瑞芬太尼推注剂量为 0.25 ~ 0.5 μg/kg，芬太尼滴定剂量为 25 ~ 50 μg。

4. 麻醉苏醒

（a）当外科医生开始关闭切口时，将丙泊酚速度降至 50 μg/（kg·min）。持续监测，关注是否出现浅麻醉征象。

（b）继续输注瑞芬太尼。

（c）拔管前至少 10 ~ 15 min 停止输注丙泊酚。

（d）必须关注外科医生的操作进度。

（e）当患者自主呼吸恢复时，滴定给予芬太尼（每次 25 μg），直至达到目标 $ETCO_2$ 50，呼吸频率（RR）8 ~ 10。

（f）如果患者过早苏醒，则推注瑞芬太尼 0.25 ~ 0.5 μg/kg（不是丙泊酚），再追加芬太尼 25 μg。

（g）患者体动先于记忆恢复。

37. 监测下的麻醉管理

张海静　译　王晓宇　段怡　校

经验法则

1. 每一种麻醉方式都包括监测下的麻醉管理（monitored anesthesia care，MAC），我们在术前、术中、术后都需要提供麻醉监护。
2. 时刻警惕镇静深度超过预期。
3. 时刻准备转为全身麻醉。
4. "应该"监测 $ETCO_2$，除外：
   （a）心肺转流术
   （b）磁场区域，不能放置监测器
   （c）术中设备故障

MAC/镇静的适应证

- 患者倾向于区域麻醉/神经阻滞/局部麻醉而不是全身麻醉
- 避免全身麻醉时血流动力学改变
   - 严重心脏疾病
- 避免气管插管，使用肌松剂，不能发音
   - 困难插管
   - 严重肺部疾病

理想型患者

- 舒适：神经阻滞、椎管内阻滞或手术区域局部浸润麻醉可提供充分镇痛。
- 合作、冷静、心理认同。
- 可良好沟通：存在语言障碍、智力低下、精神疾病、醉酒/药物滥用的患者会存在挑战。
- 患者气道未远离麻醉医师，以防出现气道阻塞。

麻醉技术

1. 丙泊酚
  （a）使用方法：FDA 指南
    （i）　100 ～ 150 μg/（kg·min），持续输注 3 ～ 5 min，然后……
    （ii）25 ～ 75 μg/（kg·min），持续输注 5 ～ 10 min，然后……
    （iii）剩余时间 25 ～ 50 μg/（kg·min）持续输注
    （iv）或给予 0.5 mg/kg 负荷剂量，然后改用持续输注模式
    （v）推荐持续输注，避免快速推注，以减少呼吸和心脏骤停的风险
  （b）优势
    （i）　MAC/ 镇静麻醉的最常用药物。
    （ii）适应证广泛。
    （iii）起效迅速，效果确切。
    （iv）麻醉效应可以从无（0%）到全（100%）：单独丙泊酚即实现从清醒或轻度镇静到全身麻醉的不同程度麻醉效果。
    （v）具有止吐特性。

（c）风险

（ⅰ）　当丙泊酚剂量足够大时，最终会导致呼吸抑制。

（ⅱ）　使用者最终都会出现上呼吸道梗阻。

（ⅲ）　大剂量和长时间的持续输注（＞2～2.5 h），时量相关半衰期会延长。

（ⅳ）注射痛。

　　1. 给予芬太尼或利多卡因（经 PIV 给药）。

2. 右美托咪定（Precedex）

（a）使用方法

（ⅰ）　0.3～0.7 μg/（kg·min）持续输注。

（ⅱ）　负荷量 0.5 μg/kg，给药时间大于 10 min。

（ⅲ）给予负荷剂量时注意 α_2 受体激动效应导致的低血压、心动过缓。

（ⅳ）手术结束前 30 min 内停止输注。

（b）优势

（ⅰ）　在任何剂量下均能保留自主呼吸。

（ⅱ）　患者可唤醒。

（ⅲ）基础剂量输注时效应相当于可乐定，因为两者都具有激动 α_2 受体的作用。

（ⅳ）具有一定的镇痛作用。

（ⅴ）　尤其适用于清醒纤维支气管镜引导下插管，因其可保留患者自主呼吸的同时维持患者镇静且舒适的状态。

（c）风险

（ⅰ）　起效时间 10～15 min。

　　1. 在麻醉准备间给予负荷量或告诉外科医生需要 15 min 以让患者达到良好的镇静水平（在此期间可以消毒和铺单）。

（ⅱ）给药速度过快易造成低血压、心动过缓。

　　1. 也有高血压的报道。

（ⅲ）药物作用持续时间＞2～3 h，因此，即使其具有保持患者清醒且保留自主呼吸的特性，也不适用于需立即离院的门诊手术。

（iv）无论给予多大剂量都无法达到全身麻醉状态。

（v）患者处于可唤醒而非熟睡状态。如果患者处于焦虑状态，周围有人走动时会影响其镇静效果。此时，需要补充其他药物，如丙泊酚。

3. 氯胺酮

（a）使用方法

（i）维持剂量：$1 \sim 5 \, \mu g/(kg \cdot min)$。

（ii）不常规作为单一麻醉剂使用。

（b）优势

（i）可提供良好的镇痛，使用举例：

1. 案例1：神经阻滞效果欠佳，同时希望避免转为全身麻醉时。

2. 案例2：剖宫产手术脊麻阻滞平面消退，而手术即将结束时。

（ii）可以保留自主呼吸，但如果需要使用更高的剂量，也可以单独使用氯胺酮以达到全身麻醉效果。

（c）风险

（i）苏醒期谵妄，分离麻醉：患者无法分清现实和幻觉。建议在使用氯胺酮之前给予咪达唑仑以达到遗忘和抗焦虑的作用。

（ii）增加心率（HR）和血压（BP）（也可以是优点）。

（iii）大剂量时，患者会出现呼吸暂停。

（iv）直接抑制心肌。

气道管理

- 目标：保留自主呼吸。

- 气道阻塞的危险因素
  - 过度镇静：联合使用催眠药、苯二氮䓬类药物和麻醉性镇痛药。
  - 阻塞性睡眠呼吸暂停病史。
  - 肥胖。
- 提示和技巧
  - 使用带有 $ETCO_2$ 监测的简易面罩或鼻导管。
  - $ETCO_2$ 监测是你的朋友！
  - 在外科医生准备期间尽早确定镇静深度。
  - 一旦患者达到足够的镇静深度，经验性置入利多卡因软膏润滑过的鼻咽通气道。
  - 使用泡沫头圈和毛巾调整患者头部位置，使其充分伸展。
  - 当患者出现气道阻塞时，尝试语言刺激：轻声嘱咐患者进行深呼吸，避免惊动患者；如果患者出现体动，会使外科医生产生不满。
  - 如果患者对语言刺激没有反应，则需酌情托举下颌。

转为全身麻醉

- 常备气道抢救设备：
  - 刀片和 ETT
  - LMA
- 最迅速的方法是预充氧后使用丙泊酚 2 mg/kg 诱导，然后置入 LMA。

38. 未使用氧化亚氮麻醉的苏醒

张海静　译　　王晓宇　段怡　校

氧化亚氮存在的问题

- 使用存在争议
- 受个人偏好影响
- 各医院使用存在差异
- 优势
  - 与挥发性麻醉剂相比，低血压发生率更低→循环衰竭、低血压/心动过缓患者
  - 起效迅速
  - 作用时间短（5 min），不会像挥发性麻醉剂在脂肪/肌肉中蓄积→苏醒快
  - 无刺激性气味→温和，适用于小儿吸入诱导
- 风险
  - 快速填充体内气腔→常见禁忌证：肠梗阻、气胸、眼内压升高
  - 肠胀气→腹部手术时术野欠佳
  - 降低 FiO_2
  - 抑制维生素 B_{12} 活性

操作步骤

1. 根据手术情况，尽快逆转神经肌肉阻滞效应。

2. 使用同步间歇指令通气（synchronized intermittent mandatory ventilation，SIMV）或压力支持通气（pressure support ventilation，PSVPro）模式让患者自主呼吸。通气目标：

   （a）患者完全自主呼吸。

   （b）最低的压力支持：5 cmH$_2$O。（译者注：仅需）

   （c）触发流量：2 L/min。

   （d）ETCO$_2$：50。

   （e）RR：8 ～ 10。

3. 关闭七氟烷。尽快使呼气末七氟烷浓度降为 0。

4. 停止吸入七氟烷后，为避免患者意识恢复：

   （a）每 10 min 给予丙泊酚 20 ～ 30 mg（根据患者耐受情况滴定剂量）或

   （b）丙泊酚 25 ～ 50 μg/（kg·min）持续输注，拔管前 10 min 停用。

5. 确保充分镇痛：

   （a）逐次给予芬太尼 25 μg，滴定目标：维持 ETCO$_2$ 50 和 RR 8 ～ 10。

   （b）如果患者在麻醉状态下已出现呼吸频率过快，导致低 ETCO$_2$，则患者清醒时呼吸频率会更快。这表明患者的疼痛未得到有效的控制。

6. 患者疼痛，麻醉过浅，和（或）患者过早苏醒或体动的指征：

   （a）呼吸急促

   （b）低 ETCO$_2$

   （c）叹息样呼吸

   （d）呼吸不规律

   （e）心动过速

   （f）高血压

   （g）出汗

39. 开颅术

张海静 译 段怡 校

开颅术的一般准备

1. 手术台旋转 180° 后再行诱导和插管
   - （a）缩短转床和整理线路的时间。
   - （b）练习紧急开颅术。
2. 在下肢建立第二路外周静脉输液通路（PIV）。
3. 视情况建立中心静脉通路
   - （a）与外科医生沟通置管位置。
   - （b）一般情况下，禁用颈内静脉中心静脉导管（CVC）→阻碍脑静脉回流→增加 ICP。
   - （c）习惯上更倾向于锁骨下 CVC 或经外周静脉建立静脉通路（例如，肘前静脉或贵要静脉），股静脉 CVC 也可以接受。
4. 视情况需要选择多腔导管。
5. 桡动脉或足背动脉置管
   - （a）如果诱导期间出血风险高（如，动脉瘤破裂），则在麻醉诱导前放置。
   - （b）否则诱导后穿刺置管（适合多数患者，舒适度更高）。
6. Bair Hugger（译者注：充气式加温系统）
   - （a）酌情通过允许性低体温以降低脑氧代谢率，进而降低颅内压。

（b）最低温度为 35℃。

（c）手术期间目标温度为 35 ～ 37℃。

（d）苏醒期复温至 36 ～ 37℃（译者注：原文为 67，应为笔误），否则会引起苏醒延迟。

（e）如果患者存在凝血障碍，避免进行允许性低温。

7. 食管温度探头。

8. 臼齿之间放置两个柔软的牙垫

（a）双人核对确认牙垫的放置并做文书记录。

（b）避免患者在面神经监测时咬到舌头。

9. 眼睛贴胶条

（a）诱导后、插管前用丝绸胶条闭合眼睑，以免角膜刮伤。

（b）外科医生进行脑电监测时移除胶条。

（c）在外科医生消毒皮肤前，用小半张 Tegaderm 透明敷料覆盖眼睛，避免消毒液渗漏至眼睑下，灼伤角膜。

10. 延长呼吸回路

（a）使用加长回路或在 Y 形接头上放置延长管。

（b）将延长管放在绿色铺单上。

（c）使用直条连接器连接 ETT 和回路。直角连接器会将无菌单撑起，干扰外科医生操作。

11. 呼吸回路 / 动脉管路固定托盘

（a）放置于旋转 180° 以后的手术床头。

12. 手术床遥控器

（a）在外科医生手术开始之前测试遥控器！

（b）按钮作用可能与实际情况相反。贴上标签，以便清楚每个按钮的作用。

13. 动脉血气

（a）通常情况下的经验法则：每 1 h 检查 1 次。

（b）一般目标：钠（Na）在正常范围内，葡萄糖 100 ～ 200（译者注：单位：mg/dl）

（i）对于已受损的大脑，高血糖同低血糖一样不利。

药物准备

- 标准用药
  - 丙泊酚 20 ml×2
  - 罗库溴铵 10 ml×1
  - 琥珀胆碱 10 ml×1
  - 麻黄碱 10 ml
  - 去氧肾上腺素 10 ml
  - 利多卡因 5 ml×3
      诱导
      上头钉
      拔头钉
  - 拉贝洛尔
  - 芬太尼 20 ml
  - **不使用咪达唑仑！！**
  - 抗生素：通常使用头孢唑啉 1～2 g
- 备用药物
  - 尼卡地平，持续输注和推注
- Alaris 输液泵 ×2，至少 6 通道
  - 50～100 ml/h 的生理盐水（normal saline，NS）载液
  - 丙泊酚持续输注（100 ml 瓶装）
  - 瑞芬太尼持续输注（2～4 mg 稀释在 100 ml NS 中）
  - 去氧肾上腺素（10 mg 稀释在 100 ml NS 中）
- 根据外科医生的要求给予其他药物
  - 地塞米松 4～8 mg
      禁用于创伤性脑损伤患者
  - 开普兰（左乙拉西坦）1000 mg 配置于 100 ml 输液袋中
  - 20% 的甘露醇（200 mg/ml）
      输注时间＞30 min
      使用单独的输液通路，避免堵塞

- 呋塞米 10 mg/ml
- 高渗盐水（3% NaCl）
● 晶体液
- 2 袋 1 L 的 NS 或 Plasmalyte（译者注：复方电解质溶液），使用液体加温仪输注
- 因个人偏好和机构条件存在使用差异
- 生理盐水（0.9% NaCl）

> pH 5
>
> 154 mEq/L Na
>
> 154 mEq/L Cl
>
> 308 mEq/L 渗透压

- Plasmalyte

> pH 7.4
>
> 140 mEq/L Na
>
> 98 mEq/L Cl
>
> 5 mEq/L K
>
> 3 mEq/L Mg
>
> 27 mEq/L 醋酸盐
>
> 23 mEq/L 葡萄糖酸盐
>
> 296 mEq/L 渗透压

- 目标：维持正常的血钠水平。低钠血症→脑水肿，ICP 升高，术野条件差。

不使用氧化亚氮的麻醉方案

1. 诱导

（a）整个手术的芬太尼最大用量为 50 ～ 100 mg

（i） 患者在诱导前越嗜睡 / 反应越弱，芬太尼用量越少

（ii） 不宜使用长效麻醉性镇痛药，如盐酸二氢吗啡酮。

（b）利多卡因 1 mg/kg

（i）减轻插管引起的交感反应

（ii）降低 ICP

（c）丙泊酚 2 mg/kg

（d）罗库溴铵或琥珀胆碱——剂量取决于采用常规诱导还是快速序贯诱导

2. 插管

（a）轻柔地置入直接喉镜→避免过度刺激→交感反应。

（b）快速控制气道，避免高碳酸血症→增加 ICP。

3. 维持

（a）不使用负荷剂量的麻醉性镇痛药。

（b）不使用氧化亚氮来加速挥发性麻醉剂的起效。

（c）固定 ETT 后，立即将连接输注泵并开始输注。

（i）0.5 MAC 七氟烷——防止知晓

（ii）丙泊酚 100 μg/（kg·min）→快速滴定减至 25 μg/（kg·min），预防 PONV

（iii）瑞芬太尼 0.1 ～ 0.2 μg/（kg·min）

（d）打开硬脊膜后刺激减弱。

（i）大脑中感知疼痛的部位是血管。

（e）不需要给予肌肉松弛剂。该类手术不需要肌肉松弛。神经监测可能需要监测运动诱发电位。

4. 苏醒

（a）尽快停止丙泊酚持续输注。

（b）仔细但快速地关闭七氟烷。

（i）密切关注手术切口关闭的进度。

（c）持续输注瑞芬太尼直到手术结束。

（i）可能需要增加至 0.3 μg/（kg·min）。

（d）移除头钉后，逐渐降低瑞芬太尼输注速度。预留捆绑头带的时间→该操作会推挤头部和气管导管→刺激患者，导致呛咳。

（e）一分耕耘，一分收获（no pain，no gain）。（译者注：精细管理可使患者有更好的医疗体验。）

使用氧化亚氮的麻醉方案

1. 诱导

   （a）麻醉性镇痛药的负荷量：芬太尼滴定直至呼吸暂停（适用于预计时间大于 4 h 的手术；如果预计手术时长小于 4 h，仍给予负荷量，但不需要滴定至患者呼吸暂停）。

   （i）方法 #1：经验性给予 500 μg，然后滴定给药。

   （ii）方法 #2：完全滴定给药。起效时间 6 min。

   （iii）轻声呼叫患者名字，嘱患者睁眼，竖起大拇指。

   （iv）目标：患者呼吸暂停，对语言刺激无反应。

   （v）诱导方法即唤醒方法。

   （b）利多卡因 1 mg/kg

   （c）丙泊酚 0.5 ～ 1 mg/kg

   （i）给予负荷剂量的麻醉性镇痛药后丙泊酚用量相应减少。

   （d）罗库溴铵或琥珀胆碱——剂量取决于采用常规诱导还是快速序贯诱导。

2. 插管

   （a）轻柔地置入直接喉镜→避免过度刺激→交感反应。

   （b）快速控制气道，避免高碳酸血症→增加 ICP

3. 维持

   （a）吸入麻醉剂：2∶1 的 N_2O/O_2 和 0.5 MAC 的七氟烷。

   （b）酌情泵注去氧肾上腺素提高血压。

   （c）酌情泵注瑞芬太尼，但如果已经使用了高负荷量的麻醉性镇痛药，药效可持续＞ 4 h。

   （d）芬太尼持续输注

   （i）存在使用者偏好。

   （ii）2 μg/（kg·h）直到硬膜打开。

（iii）打开硬膜后，改为 1 μg/（kg·h）。

（iv）当术者完成颅内操作后关停。

（e）肌肉松弛药物

（i）如果神经监测需要监测运动诱发电位，则禁用。

（ii）保持肌松可逆转状态：最多 1～2 个肌颤，直至头部包扎结束。

（f）尽可能避免使用丙泊酚作为维持药物，除非行 TIVA 麻醉（神经监测信号差；脑紧张，ICP 高）。

（g）上头钉

（i）手术开始前密切关注外科医生的进程！！！

（ii）当外科医生抬起 / 转动头部时关注气管导管（ETT）情况。

（iii）上头钉时准备好丙泊酚、芬太尼和利多卡因。

（iv）方法

1. 上头钉前经验性给予丙泊酚 50 mg。

2. 上头钉前 2 min 给予利多卡因 100 mg。

3. 上头钉前经验性给予 1/2 诱导剂量的芬太尼。

（v）避免剂量过大→预防低血压

4. 苏醒

（a）当外科医生完成颅内操作时，关闭七氟烷并继续吸入尽可能多的 N_2O。

（b）滴定长效降压药，如拉贝洛尔，预防苏醒期高血压。

（c）如果在苏醒期间评估患者需要更多的麻醉性镇痛药，可持续输注瑞芬太尼，并在苏醒前 3～5 min 停药。

（d）至关重要的是，保证患者在上述浅麻醉状态时无体动发生。如果在头部固定时发生体动，可能导致灾难性后果

（e）卸头钉

（i）再次给予利多卡因 100 mg。

（f）当包扎头部时，完全关闭 N_2O 并进行高流量纯氧通气。

（g）在头钉摘除前，不要翻动患者。继续使用 SIMV 模式进行过度通气。

（h）轻轻取出胃管和温度探头。使用胃管（比 Yankauer 吸引管更软）吸引口咽部。

（i）ETT 套囊需抽气后重新充气。因 N_2O 会蓄积在套囊中，而套囊压力过高会刺激气道。

（j）不要让任何人触碰患者！此时外科医生由于缺乏耐心，往往会翻开患者眼睑以及拍打胸骨。任何人都不应触碰患者。患者受到惊吓＝ ICP 升高。

（k）一旦 N_2O 浓度低于 10% ～ 14%，就给予患者语言刺激。

（l）患者睁开眼睛，恢复自主呼吸后，立刻拔出 ETT。虽然早期拔管有喉痉挛的风险，但可以防止呛咳和 ICP 升高。

术后即刻神经系统检查（带气管内插管）

- 瑞芬太尼 0.1 μg/（kg·min）的持续输注时，插管患者通常可以耐受 ETT 并接受认知功能检查。

多孔中心静脉导管

- 置入指征
  - 静脉空气栓塞风险高
    - 后颅窝鼻窦汇合处手术
  - 术前经验性放置
    - 术中备用
    - 高风险情况
  - 静脉空气栓塞出现后放置
    - 复苏过程中时间紧迫，准备不充分
    - 患者体位不满意
- 多孔中心静脉导管的用途

- 从右心房中快速抽出大量空气，分散导致心输出量下降的"气栓"。
- 即使在可控的理想情况下，成功率也仅为 30% ～ 60%。
- 导管可能随着体位变化而移动。

● 使用哪种导管?
- 大口径 14 G、单腔、多孔导管在人体和动物研究中表现最佳。
- 理想情况下通过右锁骨下静脉通路放置。
- 比其他穿刺点距离短，可以更直接地进入右心房。
- 避免颈内静脉置管，防止静脉回流受阻，增加 ICP。

● 导管放置于什么位置?
- 理想的位置是导管尖端超过上腔静脉和右心房交界处 2 cm。

● 如何定位
- TEE
- 放射线检查——放置后术中行胸部 X 线片
- 血管内心电图

  通常它有一个内置电极，可以连接白色导联，即 3 或 5 导联心电图的 RA 导联。

  用 $NaHCO_3$ 冲洗内腔以降低电阻抗。

  若导管进入右心室，通过压力转换器可检测到波形。

  后退导管，直到出现双相 p 波（心房中段），然后继续回退，直到 p 波和 QRS 波波幅度相同。然后回退 1 cm 并固定。

过度通气和 ICP

● $CO_2 + H_2O \Leftrightarrow H^+ + HCO_3^-$
● 过度通气→ $PaCO_2$ 降低→ pH 升高→脑血管收缩
● 为什么过度通气只在短期内有降低 ICP 的作用?
- 效果只能维持几小时。随着时间的推移，大脑／脑脊液会自我调节，将 H^+ 转移到脑脊液中并降低 pH 值。因此，相对而言，

pH 值会自行恢复正常。

- 如果你接诊了一名从 ICU 前往手术室进行开颅术的患者，该患者当前的呼吸机设置为过度通气，你会怎么做？
  - 如果突然恢复"正常通气"，CO_2 会急剧升高，但大脑仍在继续将 H^+ 转移至 CSF，则会出现 pH 值急剧下降并导致脑血管扩张。
- 为什么在担心 ICP 时尽快确保气道安全很重要？
  - 对于呼吸暂停患者，$ETCO_2$ 会在第一分钟升高 6 mmHg，然后接下来每分钟升高 3 mmHg。

甘露醇

- 给药前务必与外科医生再次核对。可在硬膜打开之前或之后使用。
- 一般剂量为 0.5 ～ 2 g/kg。输注时间至少 30 min。
- 使用单独的输液通路，因其可能会造成静脉通路堵塞。
- 药物在低温下会产生结晶。
- 产生渗透梯度→液体从细胞内转移到细胞外间隙→一过性增加有效循环容量→渗透性利尿。心力衰竭患者慎用。

高张盐水（3%NaCl）

- 治疗脑水肿的常规剂量为 3 ～ 5 ml/kg，给药时间超过 10 ～ 20 min。
- 3 ml/kg 的高渗盐水会使血浆 Na^+ 增加 2 ～ 3 mmol/L。
- 定期复查血清钠，避免血清钠水平急剧上升。

40. 肝移植

张海静　译　段怡　校

药物

额外的仪器设备（＊存在机构差异，通常由灌注师管理）（表 40.1）

1. Belmont 输注系统
2. 动脉血气分析仪 /iSTAT（译者注：便携式血气分析仪）

血制品

1. 手术室血制品专用冰箱（表 40.3 和表 40.4）
2. 与手术室护士核实医院血库已收到肝移植通知。
3. 再次核对，确保在离断开始时 PRBCs、FFP 和血小板（10 ＋ 10 ＋ 2）已取至手术间。
4. 如果需要，可以预备冷沉淀（不是大量输血方案的默认部分）。

监测和管路

1. 常规 ASA 监测
2. 桡动脉置管，根据患者心肺功能状况决定是否清醒下操作。
　（a）例：严重主动脉瓣狭窄、严重肺动脉高压

225

表 40.1　肝移植常备药物

镇静镇痛药	咪达唑仑 10 ml 芬太尼 20 ml
诱导药	依托咪酯 10 ml 丙泊酚 20 ml
肌松药	琥珀胆碱 10 ml 罗库溴铵 10 ml
类固醇	甲泼尼龙 500 mg×1（手术开始和结束时）
抗生素	氨苄西林舒巴坦 3 g
升压药（强心药，血管收缩药）	麻黄碱（10 ml 注射器） 去氧肾上腺素（10 ml 注射器） 肾上腺素［预配置 0.02 μg/（kg·min）］ 去氧肾上腺素（预配置 20 μg/min） 去甲肾上腺素（预配置 1 mg/min）
降压药（抗高血压药）	尼卡地平（预配置 1 mg/h） 硝酸甘油（预配置 20 μg/min）
急救药物 * 大多数机构都有存放这些药物的特定"肝脏麻醉车"	加压素 1 unit/ml 肾上腺素 10 μg/ml（10 ml 注射器） 肾上腺素 1 mg/10 ml（10 ml 注射器） 阿托品 1 mg/10 ml（10 ml 注射器） 利多卡因 100 mg/10 ml（10 ml 注射器） * 氯化钙 1000 mg/10 ml（10 ml 注射器） * 碳酸氢钠 50 meq/50 ml（50 ml 注射器） * 麻醉车 / 麻醉机顶部放置**多个备物盒**
液体	500 ml 瓶装白蛋白 100 ml 和 250 ml 袋装生理盐水用于稀释药物 1 L 袋装生理盐水，连接液体加温器

3. 股动脉置管

4. 右颈内静脉（IJ）（RIJ）大口径中心静脉导管，± 左内颈静脉（IJ）（LIJ）大口径中心静脉导管

　　（a）选择 1：双腔：RIJ 的 Cordis 导管 ×2 路

　　（b）选择 2：1 路 RIJ Cordis 导管＋1 路 LIJ Cordis 导管

　　（c）选择 3：14/16 G PIV ＋ RIJ Cordis 导管

（d）1 条中心液路连接 Belmont 输注系统

5. ±Swan-Ganz 导管

（a）肺动脉导管的风险：房性或室性心律失常、血栓形成、置入创伤

（b）肺动脉导管的优势：评估血流动力学变化、容量状态、急性右心室衰竭、肺动脉高压、长期 ICU 停留（译者注：适用于长期停留在 ICU 的患者的协助诊治）

6. ±TEE 探头

（a）注意食管静脉曲张。可放置 TEE 探头但不进行操作，留在食管中段四腔心视图中。

（b）至少备于术间，以便在紧急情况下可以马上使用。

7. 气道

（a）气管插管建议使用可选择的最大型号，以满足纤维支气管镜检查、肺水肿、吸引的需要。

术前评估

1. 快速序贯诱导

（a）均视为饱胃患者

（b）腹水

（c）禁食状态：临时入院，非计划手术

2. 血流动力学状态

（a）容量不足？出血？

3. 是否存在肝移植禁忌证？

（a）不稳定性心律失常

（b）严重肺动脉高压

4. 气道检查

（a）是否可行直接喉镜检查？

（b）是否是可预料的困难气管插管？ –清醒纤维支气管镜引导下插管

5. 心脏功能
 （a）影响麻醉诱导药物的选择：依托咪酯、丙泊酚与麻醉性镇痛药、苯二氮䓬类药物
6. 食管静脉曲张
 （a）TEE 探头引起创伤、出血的风险
7. 神经系统：精神障碍、肝性脑病
 （a）痛觉过敏
8. 血液疾病：凝血功能障碍？血栓形成？血小板减少症？

肝病的临床表现及麻醉影响

Adelmann 等[1]（表 40.2）

表 40.2　肝移植无肝前期、无肝期和再灌注阶段发生的主要事件

分期	事件	影响
无肝前期	开腹 放腹水 内脏血管的压迫效应消失	腹水释放 改善功能残气量（functional residual capacity，FRC）和肺顺应性 血流动力学变化（低血压、心动过缓）
	通常会有凝血功能障碍	外科医生可能要求预先输入新鲜冰冻血浆（fresh frozen plasma，FFP）和血小板，以减少游离时的出血
	粘连或瘢痕组织 门静脉高压 内脏血管充血	游离困难 肝脏或血管损伤，出血风险高 可能需要提前给予升压药物或给予血液制品 每 20 min 监测 ABG/TEG 保持低容量（低 CVP）以减少下腔静脉充盈，改善手术视野
	抬升肝脏	前负荷减少，从而导致心输出量降低 仔细观察手术操作及时给予升压药物预防
	急性 / 慢性肝衰竭	急性肝衰竭：侧支循环尚未建立，容量不足 慢性肝衰竭：大量的侧支循环形成

（续表）

分期	事件	影响
无肝期	血管阻断	下腔静脉血栓形成 前负荷显着下降
	无肝期：没有肝脏制造凝血因子或清除毒素	潜在的大出血风险 酸中毒：给予碳酸氢盐 凝血障碍：给予血制品 频繁监测 ABG/TEG，每 20 min 一次 血糖：低血糖 低血钙：大量输血；高柠檬酸盐导致钙螯合 高钾血症：过度通气，碳酸氢盐 血管麻痹：动脉波形消失，低血压 低体温：保温毯，提高室温；低温会加重凝血功能障碍
	等待外科医生吻合新肝	整理工作台 准备两支肾上腺素、碳酸氢盐、钙待用 将肾上腺素稀释至 10 μg/ml，与静脉液路相连接以备推注 密切关注 TEE、EKG 和动脉波形
再灌注期	低温、酸中毒、高钾血症、高乳酸和高柠檬酸血液再灌注和再循环 分期再灌注：外科医生逐渐松开阻断钳	危机事件高发期（心脏骤停、急性右心室衰竭、心肌梗死等） 低钙血症→低血压 高钾血症→心律失常 低体温→心律失常、凝血功能障碍 大量失血→凝血功能障碍 酸中毒→心律失常、心肌缺血/梗死、凝血功能障碍、低血压 血栓形成→心律失常、低血压、肺动脉高压

1. 神经系统
　　（a）肝性脑病、昏迷、精神状态改变、癫痫、扑翼样震颤
　　（b）暴发性肝衰竭→脑水肿→颅内压增高→脑疝、脑出血
　　（c）大多数肝衰竭患者会死于脑出血

2. 心血管系统

（a）心脏高动力状态、高射血分数、低全身血管阻力，以及高心输出量。

（b）肝豆状核变性导致心肌病，可导致射血分数降低。

3. 肺

（a）肺生理功能受限，腹水导致的功能残气量下降

（b）肺水肿、胸腔积液 R ＞ L（译者注：右侧多于左侧）

4. 胃肠道

（a）腹水、食管静脉曲张、消化性溃疡病

（b）腹水导致误吸风险高，建议快速序贯诱导

（c）大量内脏血管扩张

5. 肾

（a）大量内脏血管扩张→低肾灌注压→激活肾素-血管紧张素-醛固酮系统，肾血管收缩→水钠潴留

（b）排除性诊断

（c）肾脏自身感觉灌注不足

6. 血液系统

（a）高凝状态和低凝状态

（b）即使 INR 升高，患者的 TEG 也可表现为高凝状态

（c）INR 升高并不意味着出血倾向，INR 只检测特定因子

（d）肝脏产生凝血因子 2、7、9 和 10，以及蛋白 C 和 S，但蛋白 C 和 S 的半衰期更短

7. 内分泌系统

（a）葡萄糖稳态受损，糖异生减少→低血糖

8. 感染性疾病

（a）易感倾向，细菌跨肠壁迁移

（b）大家总是想到自发性细菌性腹膜炎，但最常见的感染其实是肺炎

9. 代谢

（a）电解质失衡、营养不良、慢性低钠血症（水＞钠）、低钾血

　　　症、低镁血症

　　（b）分布容量增加——理论上需要更高剂量的诱导药物，但肝代谢受损，因此药效持续时间更长，实际不需要更高剂量

10. 肝肾综合征（见上文）

11. 肝肺综合征

　　（a）肺内分流（肺动脉向肺静脉，右向左）增加→缺氧

　　（b）卧位时症状改善，因减少了分流

　　（c）肝脏产生和清除血管内皮生长因子（vascular endothelial growth factor，VEGF），在肝衰竭时，VEGF 进入肺循环并造成动静脉畸形

12. 门肺高压

　　（a）门静脉高压引起的肺动脉高压（门静脉至体循环）

　　（b）衰竭的肝脏不能清除有毒介质→体循环→严重的肺动脉高压

肝移植分期

急性大量失血的处理指南（表 40.3）

表 40.3　大量失血的处理

目标	干预措施	备注
呼救	血库 手术室护士 手术室外勤 启动大量输血方案	血库尽快调配 45 U 浓缩红细胞（packed red blood cells，PRBC），45 U 新鲜冰冻血浆（fresh frozen plasma，FFP），4 ～ 6 U 血小板（PLT）；批量提供 10 U PRBC，10 U FFP，1 ～ 2 U PLT
补充容量	大口径静脉通路 中心静脉通路	
	晶体液、胶体液	警惕稀释性贫血 警惕凝血功能障碍 监测 CVP

（续表）

目标	干预措施	备注
	血制品	失血常被低估 警惕凝血障碍 警惕低体温 警惕低钙血症
	维持正常血压和尿量（urine output，UOP）	升压药物、正性肌力药物
止血	外科尽快干预	
实验室检查	全血细胞计数、凝血功能、纤维蛋白原 TEG（血栓弹力图）ABG（动脉血气）、BMP（基础代谢功能检查试验组合）	

成分输血

血制品被分成特定的成分，根据患者的凝血功能进行输注（图 40.1 和表 40.4）

- 冷沉淀＝Ⅷ因子、ⅩⅢ因子、vWF、纤维蛋白原
- 1 单位 FFP ＝纤维蛋白原和Ⅷ因子是 1 单位冷沉淀的 2 倍
- 1 袋冷沉淀＝ 5 单位冷冻淀
- 经典的输血比例：PRBC∶FFP∶PLT 为 2 ～ 3∶2 ～ 3∶1

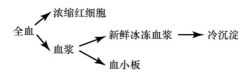

图 40.1　全血分离成分示意图

表 40.4　输血方案

血液制品	特殊准备	输注时机	输注剂量	预期效果
PRBCs	新鲜红细胞：年龄＜7天 洗涤红细胞：年龄＜1岁或体重＜10 kg	Hb＜7（译者注：单位 g/dl） Hct＜21（译者注：单位%） 临床指征	10～15 ml/kg	Hb 增加 2～3 Hct 升高 6～9
FFP		失血量已达50%血容量，输注/未输注 PRBCs 无明确原因的大量渗出	10～15 ml/kg	凝血因子增加 15%～20%
血小板		估计失血量＞1～2倍血容量 血小板计数＜100 Kw（译者注：10×10⁹/L）伴或不伴进一步失血可能	5～10 ml/kg	血小板计数增加 50～100 K [译者注：（5～10）×10⁹/L]
冷沉淀		大量失血，输注/未输注 PRBCs 和 FFP 临床/实验室证据提示凝血障碍 低纤维蛋白原血症	5～10 ml/kg	纤维蛋白原增加 60～100 mg/dl
全血	年龄＜7天		按照失血量等量（ml）输入	
重组血	将匹配的 RBC 和 FFP 混合 辐照处理 如果年龄＞7天，输注洗涤血		按照失血量等量（ml）输入	

非血液制品

- 重组凝血因子
- Ⅷ、Ⅸ、Ⅶa 等
- K-Centra ＝ PCC ＝凝血酶原复合浓缩物＝Ⅱ、Ⅶ、Ⅸ、Ⅹ、蛋白 C ＋ S
- 抗纤溶药
    - TXA ＝氨甲环酸
    - Amicar ＝氨基丙酸
- 鱼精蛋白

参考文献

1. Adelmann D, Kronish K, Ramsay MA. Anesthesia for liver transplantation. Anesthesiol Clin. 2017;35:491–508.